からだ・こころ・くらしを見守る

すこやか子育てガイド

乳幼児健診の必須アイテム！

編集 小枝達也
阪下和美

三輪書店

本書は，乳幼児健康診査をとおして，子どもたちが日々の暮らしのなかで，よりよく生活する（well-being）ためのガイドブックとして作成しました．乳幼児健康診査の 3 〜 5 か月，9 〜 10 か月，1 歳 6 か月，3 歳，5 歳の各月年齢に対応しています．

　乳幼児健康診査では，成長発育や栄養状態の見守り，身体疾患の早期発見，発達の課題への気づき，子ども虐待など，幅広い課題に対応することが求められています．また，何らかの異常に気づくだけでなく，広く一般の親子に対して，保健指導上で重要な情報を漏れなく届けるという大切な意味があります．これはポピュレーションアプローチといって，一般の親子へ，子育てに重要な情報を届ける貴重な機会となっています．

　したがいまして，乳幼児健康診査では，「異常ありません」で終わりではなく，子育てに重要な情報を適切に提供することにも，これまで以上に力点を置くべきなのだと思います．初めての子育てなので不安がいっぱいだという保護者に寄り添う一方で，毎日の忙しさに流されてしまって，子どもに向き合うことができていない保護者に，もう一度，子どもの well-being に目を向けて，と呼びかけることも，乳幼児健康診査の役目だと思うのです．

　本書の問診票には，子どもの栄養や排泄，睡眠習慣，メディアリテラシーなどに加えて，親子の関係性や家庭内での事故予防に関する項目が多く含まれています．そして，子育てガイドには，問診票で気になる回答があった場合に，それに対する保健指導がそのまま読み上げる形で記してあります．健康診査を担当する医師も保健師もあらゆる分野に精通しているわけではありません．本書を活用することで，誰もが偏りの少ない保健指導を行うことができると考えています．

　保健指導のなかには，各家庭の生活スタイルにまで口を出す内容も含まれるかもしれません．たとえば，「寝る直前まで動画を観ることは睡眠にとって好ましくない」などです．こうしたおせっかいのような保健指導をするか

らには, 確固たる根拠が必要です. その根拠を本書に示しました. ぜひ本書を参考にして, 根拠に基づいた保健指導を行ってください.

　本書の活用によって, 親子共に機嫌のよい, 健やかな毎日が送れることを心より願っています.

　令和7年4月

鳥取県立総合療育センター

小枝達也

目　次

第❶章　総　論　　　　　　　　　　　　　　　　　　　　　阪下和美

第❷章　3〜5か月児健康診査　　　　　　　　　　　　　　　七種朋子

第❻章　5歳児健康診査　　　　　　　　　　　　小枝達也

資　料

😄 執筆者一覧

小枝 達也　こえだ たつや

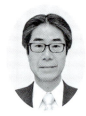

Message

　小児医療と保健の近接化が進んでいます．乳幼児健診は，ポピュレーションアプローチの場としてとても大切です．すべての親子が健やかで機嫌のよい毎日を過ごせるように，この本を活用して子育てに欠かせない情報を届けてあげてください．

経歴
1984年，鳥取大学医学部卒業後，小児神経学，発達障害医学を研鑽．鳥取大学医学部助教授，教育学部教授，地域学部教授，附属小学校校長を務める．2015年より国立成育医療研究センターこころの診療部長，2017年より副院長併任．2024年より鳥取県立総合療育センター院長代理，2025年より同院長として現在に至る．日本小児保健協会前会長として保健活動の普及に尽力．

秋山 千枝子　あきやま ちえこ

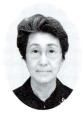

Message

　障害があってもなくても，病気があってもなくても，すべての親子に切れ目のない支援を行うために，この本を活用して子どもたちのウェルビーイングを目指していただきたいと願っています．

経歴
1984年，福岡大学医学部卒業．1984年，福岡大学医学部小児科医員（研修医），1988年，財団法人緑成会整育園小児科，1997年，あきやま子どもクリニックを開業し現在に至る．学会活動として，（公益）日本小児科学会理事会諮問委員，（公益）日本小児保健協会監事（元会長）に従事．公職として，こども家庭庁の委員会委員や東京都の教育委員会委員，児童福祉審議会委員，母子保健運営協議会委員など，小児医療の傍ら保健・福祉・教育分野に寄与している．

前川 貴伸　まえかわ たかのぶ

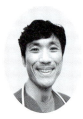

Message

　子どもたちは，日々の暮らしのなかで成長します．親もまた，子育てを通じて成長します．そして，子どもと家族を支える私たちも，子どもたちとともに成長しています．ぜひ「健やか子育てガイド」も気軽に手にとり，日々の子育てや子育て支援にお役立てください．

経歴
国立成育医療研究センター総合診療部 総合診療科 診療部長．2000年に北海道大学医学部卒業，2004年から国立成育医療研究センター総合診療部レジデントとして研鑽を積む．2007年から臨床研究フェロー，2010年より総合診療部医員を務め，2017年より現職．小児総合診療を専門とし，子どもの成長発達，子どもの食と栄養をテーマに，臨床および研究に取り組んでいる．

阪下 和美　さかした かずみ

Message

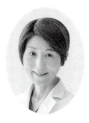

　からだの障害や心身の慢性疾患の有無にかかわらず，すべての人が，「それぞれの最大限の健やかさ」をもっています．子どもとその家族に対して，「その人の健やかさを最大限にする」ための支援をできることは，小児医療・母子保健領域の医療従事者の醍醐味です．からだ・こころ・くらしの健やかさが当たり前に大切にされる社会を目指して，まずは乳幼児健診から始めてみませんか？

経歴
2004年，岐阜大学医学部医学科卒業．2006年，沖縄在日アメリカ海軍病院，2009年，ハワイ大学総合小児科レジデンシー．2014年〜2021年，国立成育医療研究センター総合診療部．2021年，東京都立松沢病院．2023年より岐阜県で児童・成人精神科の臨床に従事し，2025年，りんごの木こどもクリニック院長．2012年以降，継続的に，出生時〜思春期を対象とした予防医療の普及ならびに質向上に関わる活動に尽力．アメリカ総合小児科専門医，公衆衛生学士（Johns Hopkins Bloomberg School of Public Health），アメリカ小児科学会フェロー，日本小児科医会「子どもの心」相談医．

七種 朋子　さいくさ ともこ

Message

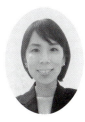

　保護者が愛情と自信をもって子どもと接し，子どもは安心できる家庭で大事に育てられ，心身ともに健やかに，そして大きな夢をもち成長できるよう，サポートするのが私たちの役割だと思います．この本はそのために有意義なものですので，ぜひ活用してください．

経歴
2007年，久留米大学医学部卒業後，2009年，久留米大学小児科学講座入局．久留米大学病院，飯塚病院，雪の聖母会聖マリア病院小児科・新生児救急外来や病棟で研修を行う．2013年，小児科専門医取得後，久留米大学小児科神経班で神経筋疾患，難治性てんかん，脳炎，脳症など幅広い神経疾患を担当．2019年，小児神経専門医取得後，雪の聖母会聖マリア病院新生児科外来で出生後から思春期までの発達発育フォローアップ外来を担当．脳性麻痺，先天奇形症候群，てんかん，知的障害，発達障害など神経疾患に対応し，療育施設や保健所等の福祉・行政機関，教育機関と連携をとり診療を行う．2024年からは小児科かかりつけ医として，一般外来だけでなく発達外来，健診，予防接種を通じて親子の身体・心の健康管理など総合的な支援を行っている．

本書の使い方

本書の使い方の例を示します.

［集団健康診査］

あらかじめ自宅に「健やか子育て問診票」を送付します.

健診当日に保護者が持参した問診票の回答を保健師が確認し，保健師が指導を行います.

［個別健康診査］（かかりつけ医療機関における健診）

自治体が該当する月年齢の児の家庭に「健やか子育て問診票」を送付します.

健診当日に保護者が持参した問診票の回答を医師が確認します．診察所見の説明とともに保健指導を行います.

医師が保健指導を行う時間がない場合には，保健指導ができる医療スタッフを養成しておき，医師は診察に専念し，医療スタッフが保健指導を担当するという分業もよい方法と思います.

［保育所・幼稚園での健康診査］（園医による健診）

あらかじめ保護者に「健やか子育て問診票」を配布しておきます.

問診票の確認および保健指導は，園医，看護師，養護教諭，保健担当の保育士や幼稚園教諭のいずれかが担当します．各施設で園医およびその他の医療職による業務分担をあらかじめ決めておくとよいでしょう.

健診当日に保護者が持参した問診票の回答を担当者が確認し，保健指導を行います.

第1章

総論

第1章

総論

① バイオサイコソーシャルな視点で子どもを診る

バイオサイコソーシャルモデル[1]

　医療と公衆衛生の発展，ならびに社会背景の変化に伴い，日本の小児の健康課題は大きく変化しました．器質的疾患の早期発見・早期治療，感染症予防は実現している一方で，子どもの精神・行動の問題や社会的問題は増加しており，それらを予防・早期発見するための施策はまだ十分に確立していません．言うまでもなく，器質的疾患の評価は非常に重要ですが，そのうえで，子どもを取り巻く環境が子どもの健康に与える影響，すなわち子どもの心理社会面を評価し，積極的に介入をすることが求められています．

　1970年代後半に提唱されたバイオサイコソーシャルモデル[2]（傷病が生じる原因としてバイオ〈身体面〉だけではなく，サイコロジカル〈心理面〉，ソーシャル〈社会面〉な面も考慮すべきだという概念）は，さまざまな医療の分野で発展し，「病気も健康も身体面・心理面・社会面の因子の相互関係の結果である」という全人的医療の姿勢として広がりました．最も理解しやすい概念図のひとつを図1に示します[3]．身体面・心理面・社会面の状態が健康のアウトカムに影響を与えることを意識し，それぞれの状態を評価することで，子どもを包括的に診察することができます．月齢・年齢，発達段階，基礎疾患の有無にかかわらず，健診の場でも一般診療の場でも，同じアプローチをしましょう．

健康の社会的決定要因[1]

　社会面の評価には「健康の社会的決定要因（Social Determinants of Health：SDH）」を考えます．SDHとは，「人が生まれ，育ち，生活し，働き，年を重ねる状況」[4]と定義され，健康のアウトカムに影響する医学的ではない要因を指します．主なSDHとして，①経済的安定，②教育の質・アクセス，③居住環境・近隣の環境，④健康状態と医療の質・アクセス，⑤社会・コミュニティの状況・資源[5]があげられ，これらの状況の違いが健康格差を生み出します．SDHには保護因子（健康にポジティブに作用する）とリスク因子（ネガティブに作用する）があり，リスク因子は，その人が健康というゴールにたどり着くまでに存在するハードルとなります．たとえば，貧困があること，学歴が低いこと，居住地域の治安が悪いこと，医療機関へのアクセスが悪いこと，などは，そうした状況がない人と

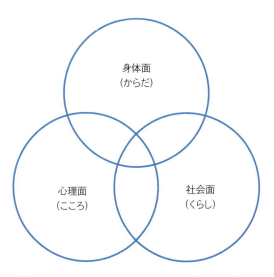

図1　バイオサイコソーシャルモデルの概念図

〔Green BN, Johnson CD: Establishing a theoretical basis for research in musculoskeletal epidemiology: a proposal for the use of biopsychosocial theory in investigations of back pain and smoking. *J Chiropr Humanit* 2013; 20(1): 1-8. を改変〕

比べて，健康状態が不良となるリスクが高まります．

　子どもの SDH を考える際，図2，表1のように子どもを中心に捉える枠組みをイメージし，各段階の要因を考えるとよいでしょう．小児科医が SDH を直接取り除くことは難しいですが，それぞれの子どもの SDH を把握し，必要に応じて社会資源につなげたり，健康の見守りを強めたりすることはできます．社会面の状況によって子どもの健康が損なわれることを防ぐために，乳幼児健診で毎回，SDH を評価することを提案します．

　SDH を評価するには，プライバシーに踏み込んだ質問をする必要があり，評価者側が尋ねづらいと感じることもあるでしょう．ぜひ本書で紹介する問診票やガイドをご利用ください．

② 問診票の概要

　問診票は，子ども，保護者，家庭に関する情報を効率的に収集するための有用なツールです．前述した SDH のような，面と向かっては尋ねにくい質問に対しても，なんらかの回答を得ることができます．また，問診票の質問に回答すること自体が，保護者の気づきを促すこともあります．健診に先立って，紙の問診票を手渡す・郵送する，電子版の問診票を用いる，などの工夫をすることで，保護者が回答のための時間を確保しやすくなります．

　「すこやか子育てガイド」の問診票は，表2に示した項目を尋ねています．各月齢・年齢の発達段階に応じて尋ねる内容は異なります．SDH に関する項目では，子どもの主たる SDH である養育・家庭環境に関して，いずれの月齢・年齢においても共通の質問を採用しています（表3）．問診票の回答で気になる点があれば，ぜひ保護者との会話のきっかけ

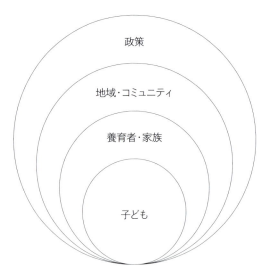

政策

地域・コミュニティ

養育者・家族

子ども

図2　子どもを中心に SDH をとらえる

表1　各段階における社会的決定要因の例

子ども本人	人種, 生物学的性別, 性自認, 月齢・年齢, 気質・性格, 発達の問題, 慢性疾患の有無
養育者（親）・家族	養育者の経済状況, 雇用状況, 学歴, 心身の健康状態, 生活習慣, 嗜好（喫煙・アルコール・違法薬物使用）. 家庭不和（家庭内暴力, 離婚・別居等）の有無. 居住環境（住まいの物理的な状況）. 家族の大きさ 養育者の育児経験, 支援希求力. 家庭の育児における習慣
地域・コミュニティ	居住地域の地理的条件, インフラストラクチャー（道路, 公共施設, 学校, 病院, 公園, 住宅, ライフライン等の生活基盤）, 治安, 雇用機会, つながり, 子ども向けの施設や行事の有無 文化的なコミュニティ（地域の伝統や宗教など）の有無
政策	市町村・都道府県・国の子どもに関する施策, 福祉サービス

としてみてください.

❸　ガイドで扱う項目の解説 [6]

　ガイドで扱う項目（表2）のうち, 乳幼児期の①栄養, ②睡眠, ③排泄, ④遊び・メディア, ⑤メンタルヘルス, ⑥安全について, 出生時〜5歳ころまでの背景を解説します.

栄　養 [6-8]

　健やかな成長・発達には, 月齢・年齢に応じたバランスのよい適切な栄養が必須です. 保護者が栄養について知識を深め, 実際に子どもに適切な食事を与えられるよう, 継続的

表2 「すこやか子育てガイド」問診票で尋ねる項目

- 栄養
- 睡眠・行動
- 排泄
- 遊び・メディア
- 歯のケア（1歳未満）
- メンタルヘルス（3歳，5歳）
- 安全
- SDH（養育・家庭環境）

表3 養育・家庭環境を評価するための共通の質問

質問	評価内容・目的
お子さんの世話を主にしている大人は誰ですか？	主養育者
子育てに必要な物，衣類，食料を買う際，金銭的な心配はありますか？	経済状況・貧困
「自分ひとりだけで子育てをしている」と感じますか？	育児の負担・支援希求
お子さんに対して，いらいらすることはありますか？	養育困難感
お子さんに対して，どなってしまうことはありますか？	養育困難感
子育てにおいて「もう無理」「誰か助けて」と感じたことはありますか？	育児の負担・支援希求
お子さんが大人同士のけんかや暴力を目撃することはありますか？	家庭内暴力・家庭不和
家族に，タバコや電子タバコを吸う人はいますか？	家庭内喫煙

に支援します．家庭での栄養のありかたには，嗜好品も含めて，保護者自身の考えや習慣が強く反映されるため，保護者が健康的な食生活を送ることができているか，または送るよう努めているかを評価しましょう．カロリーや栄養素の摂取という目的だけではなく，食事は楽しく喜びを感じる場でなければなりません．食事の時間，食事中のメディア使用の有無，家族が一緒に食事を摂るか，などを保護者に尋ねます．授乳・哺乳の際にも，食事の際にも，親が子どもとしっかりと接し，コミュニケーションをとることが大切です．栄養を摂る時間を家族で大切にするという意識を出生時からもつよう伝えましょう．

　乳児期の栄養・成長・発達は3段階に分けられます．出生時～生後6か月は最も変化が大きく，生後6～9か月は成長のスピードが少し緩やかになり，生後9～12か月では成長はゆっくりになるものの発達が進むことで食べられる食材が増えます．出生後，生理的に減少した体重は生後7日目までには元に戻り，生後4～6か月までに出生体重の2倍に，1歳までには出生体重の3倍となります．

　出生時～生後6か月までは完全母乳栄養が理想です．母乳栄養の重要性や利点は伝えねばなりませんが，母乳に対する想いは人それぞれですので，医療者の想いを押し付けてしまわないようにします．母乳にこだわるあまりに，母乳が十分に出ないと過度に自責する，体重増加が不良であるのに人工乳を拒否する，というような事態が生じないように，柔軟な助言・指導を心がけましょう．母乳栄養で復職・復学が控えている場合，復職・復学後に母乳をどうしたいかを前もって話し合っておくと，より細やかな支援ができます．

搾乳ならびに母乳保存方法の指導も重要です.

　適切なカロリーと栄養素を摂るために，舌突出反射が弱まる生後5か月後半〜6か月を目処に補完食（complementary food＝母乳に不足しがちな栄養素を補うための食事，いわゆる離乳食）を始めます．運動面と認知面の発達が進むにつれ，噛む，嚥下する，食材をつかむことを学び，自分で食べることができるようになります．摂食の困難さは保護者にとって大きな心的負担となり，育児上の不安を高めるため，摂食に関する訴えがある場合には丁寧に支援しましょう．生後4か月ころからは歯のケアについても指導します．保護者自身が適切な歯のケアをできているかも確認しましょう.

　補完食の開始後も子どもが欲しがるままに母乳を継続してよいです．母乳が出て，かつ，子どもが欲しがるのであれば2歳を超えても母乳を続けてよいです．ただし，母乳を飲みすぎるあまりに補完食の摂取量が少なく体重が増えづらい場合には，母乳の回数を減らし補完食からのカロリー・栄養素を増やすよう指導します．特に1歳前後は鉄欠乏性貧血のリスクが高く，鉄分を含む食材の摂取を促します．また，日本では1歳以降を対象とした幼児用フォローアップミルクという商品があり，フォローアップミルクを飲みすぎて食事が十分に摂れない子どももいますので，食べる量が少ないという保護者からの訴えがあればこの点も評価しましょう.

　1歳以降，補完食が進むと，固形の食材が増えてきます．窒息の危険が増えるため，窒息のリスクが高い食材（硬い果実や野菜，飴，ポップコーン，ナッツ，肉の塊など）は避けます．食材は小さく切り，大人の見守り下で，必ず座らせて食べさせるようにします．固形の食材をかみつぶしカロリー・栄養素を食事から摂れるようになると補完食は卒業です．この時期は生後18か月〜24か月[6,7]とされています.

　2歳以降は栄養バランスのよい食事を1日3回規則正しく摂る習慣が大切です．ファストフードや外食，菓子やジュースなどを摂りすぎていないかを確認し，保護者の食習慣，嗜好についても確認しましょう．子どもの食事に関わる行動が「保護者の期待に反する」場合（たとえば，食べる量が少ない，好き嫌いが多い，食べるのに時間がかかるなど），厳しく叱責する・強制的に食べさせるという保護者もいますし，上手に子育てできていないと感じ不安が募る保護者もいます．食事が親子にとって楽しい時間となっているかを尋ねてみましょう．食事に関心をもち集中できるようメディアを食事中に使用しないよう指導します．また，乳児期に引き続き，幼児期〜学童期にも窒息の危険があることを指導します.

睡　眠

　良質な睡眠習慣を身につけるためのコツを，出生時から伝えていきましょう.

　出生後，新生児は1日に16〜17時間を眠って過ごし，1〜2時間しか続けて眠ることができませんが，徐々に長く眠れるようになります．生後1か月ころからできる「自分で眠る」練習について保護者へ伝えます．具体的には，赤ちゃんが完全に眠ってからではなく，うとうとしているときに布団に入れることで，自分で眠りにつく練習になります．ま

た，薄暗い室内だけで過ごすのではなく，昼は明るい場所，夜は暗い場所で過ごすようにします．生後3〜4か月ころにはだんだんと昼夜の違いがわかるようになりますので，授乳や沐浴など，毎日の日課のスケジュールを決めるようにします．1回の睡眠時間はまだ短いですが，少し長めの睡眠が夜にとれることが理想です．生後6か月には夜長めの睡眠がとれるようになります．夜中に途中で起きた場合には，安全とおむつの状態を確認しますが，すぐに眠り直せることも増えてきます．生後9か月ころには分離不安による夜泣きが起こりやすくなりますが，抱っこや背中をトントンしてあやし，うとうとしているときに布団に戻しましょう．

　1歳ころには多くの子どもが夜通し眠れるようになり，1日に11〜14時間の睡眠（1〜2回の昼寝を含む）が必要です．日中に補完食がしっかり摂れ，体重増加がよいならば，夜間の授乳・哺乳は必ずしも必要ではありません．授乳・哺乳をせず，抱っこや背中をトントンすることで眠り直せるかどうか試してもらいましょう．1歳半ころになっても，夜中に何度も起きてしまう場合には，「自分で眠る」ということが難しくなっている可能性があります．「夜間に泣いたらすぐおっぱい・ミルク」というように，頻回の授乳・哺乳をしている場合には，それを止めてもらい，あえて保護者がすぐに対応しないようにし，子どもに「自分で落ち着く時間・自分で眠り直す時間」を与えるようにします．

　2歳ころになると，夜寝ることに抵抗し，なかなか寝ないこともあります．良い睡眠衛生の習慣をつくることが大切です．具体的には，寝床を安全で快適にする，寝る前の日課を決める，寝る時間を毎日同じにする（親の都合や気分で時間を変えない），子どものお気に入りのもの（ぬいぐるみやおもちゃ，タオルなど）を持ち込む，ということを意識します．寝る前の日課としては，本を読み聞かせる，静かな音楽を流すなどが適しています．

　3〜5歳ころには，睡眠習慣が日常の活動に影響します．この時期には1日10〜13時間の睡眠が必要で，睡眠不足は不機嫌，いらいら，ぼんやり，食欲不振，体調不良など，さまざまな症状の原因になります．日中によく体を動かし，夜しっかり眠るという生活習慣の重要性を，あらためて保護者に伝えましょう．就学の準備として，「自分で眠り，自分で起きる」ことを練習してもらいましょう．

　寝る前の，特に寝る直前のメディア使用は睡眠に悪影響を与えます．保護者自身のメディアの使い方を考えてもらいましょう．理由なくテレビをつけたままにしている，寝る前に激しい内容の動画を観る・ゲームをする，などの習慣は，子どもだけではなく大人の睡眠の質も低下させます．また，布団の中にスマートフォンやタブレットを持ち込み使用することはしないよう指導します．子どもが健やかな睡眠習慣を身につけるには，大人の健やかな睡眠習慣が必須であることを伝えましょう．

🐰 排　泄

　正期産児の99％が生後24時間以内に，早期産児の99％が生後48時間以内に排便をします．緑黒色の胎便は生後3日目までには移行便（緑がかった茶色でヨーグルト状の便）となり，以降は母乳栄養児では黄色・やや水っぽいペースト〜粒状の便になります．人工

栄養児では緑っぽいヨーグルト状の便となります．1か月児健診では母子健康手帳の便色カードを用いて便色を評価しましょう．生後1か月ころは排便回数に幅があり，授乳のたびに排便する赤ちゃんもいれば，3〜4日おきに排便する赤ちゃんもいます．排便回数が少なくても，便が軟らかく，母乳／人工乳の飲みがよく，機嫌がよければ心配ないことを保護者に伝えましょう．月齢を重ねるごとに徐々に便回数は減ってきます．1歳未満では排便時にいきむ・うなるのは正常ですので，排便時に苦痛がないかぎりは心配ありません．補完食を始めた後は，未消化の食材が便に混じることもあります．あまりにも未消化の食材が多く混じっている場合には，食事の形態をつぶす・ペーストにするなど，一段階前に戻してもらいます．

　食事が大人と同じになると便の性状も大人と同じになります．以降，便秘，すなわち排便時に苦痛（肛門の痛み，強くいきんでも排便できないなど）がある状況，の頻度が高まります．便秘は頻度の高い疾患であり，保護者の不安も強くなることがあります．便秘を生じる器質的疾患を除外したうえで，食物繊維と水分の摂取を励行します．排便時の痛みがあると，排便をこらえてしまい便秘がより重くなりますので，便秘の程度によっては薬物療法を検討します．ブリストルスケールを利用しながら経過を評価しましょう．

　トイレトレーニングの開始時期は，平均2歳6か月ころと報告されていますが，各家庭によってさまざまです．日本では入園するまでに（年少・満3歳までに）おむつを外したいと望む保護者が多い印象です．子どもの発達や気質を評価し，焦らないで楽しくトレーニングできるように親子を支援しましょう．3歳になると，大部分の子どもが日中はトイレで排尿・排便ができるようになりますが，まだおもらしやおねしょは多くみられるころです．夜だけおむつを使う家庭も少なくありません．4歳（年中）には，排尿後トイレットペーパーで拭くことができるようになります．排便後はまだ上手に拭けません．5歳（年長）になると，自立でトイレでの排泄をし，おもらし・おねしょはなくなります．5歳を超えても，1か月に1回以上のおねしょが3か月以上続いている場合には，夜尿症として介入を検討します．

 ## 遊び・メディア

　出生後，新生児は啼泣することで空腹や排泄後の不快感を訴え，それらが解消するという生理的欲求が満たされることを通じて，周りの世界とのやりとりを始めます．親の働きかけに反応し，親の声やにおいを識別することから親子相互関係が成立します．たくさん話しかける，抱っこする，お世話をすることが，「赤ちゃんが遊べるようになる準備」になります．生後1か月ころには20〜30 cm離れたところに視点を合わせることができるようになるので，仰向けの姿勢で，色や柄のコントラストが強いモビールを眺める，音の出る柔らかいおもちゃ（布製のがらがらなど）の音を楽しむ，といった遊びができます．赤ちゃんがしっかり起きているときには，腹臥位にする遊び（タミータイム）もできます．赤ちゃんを腹臥位にして親も腹臥位になり見つめ合う，腹臥位の姿勢で抱っこしてゆっくり揺らす，などの動きをして遊びます．腹臥位で頭部を持ち上げる動作も徐々にできるよ

うになります.

　2か月ころには笑ったり声を出したりして反応するようになりますので，引き続きたくさん話しかけ，抱っこするよう保護者に伝えましょう. 4か月ころには遠方にある対象物に視点を合わせ，色を認識できるようになるため，周りの世界に興味をもつようになります. カラフルなプレイジム，がらがら，鏡などを使った遊びが適しています. 6か月ころにはおもちゃを口に入れ，なめる・かじるなどして感触を楽しむほか，おもちゃから出る音を楽しむことができます. 安全な素材・大きさのおもちゃを選びましょう. 9か月ころには「自分の動作がなんらかの他の動作を引き起こす」ことが理解できるようになるので，ボールを転がす遊びや，箱から物を出し入れする遊びなどが楽しめます. 押すと動く車のおもちゃ，ボタンを押すと音が出るおもちゃも適しています. 1歳ころには微細運動が発達し，ものを把持することがうまくなりますので，ブロックや積み木で遊ぶことができます. 同時期には，ぬいぐるみやおもちゃを用いたやりとり遊びが，さらに，1歳半になると簡単なごっこ遊びが，2歳になると日常動作の真似（人形の髪を櫛でとく，人形に本を読むなど）を取り入れたごっこ遊びができるようになります. 3歳になると物語やテーマのあるごっこ遊びになります. 年齢に合った安全なおもちゃでおままごとを楽しみましょう. また，3歳ころにはほかの子どもとやりとりをしながら遊び，順番を待つ，一緒に使うなど，ルールを理解していきます. 4歳にはおしゃべりをしながらほかの子どもと一緒に遊び，大部分の子どもが遊びのルールに従うことができます.

　メディアの使い方は，出生前から保護者に指導します. 新生児を世話する際に母親がスクリーンばかりを見ていると，赤ちゃんとのアイコンタクトが減ってしまい，赤ちゃんの満腹・空腹のサインがわからない，赤ちゃんの気持ちを読み取れない，といった悪影響が生じえます. 授乳・哺乳の際には赤ちゃんの顔を見ること，赤ちゃんが過ごす部屋にはできるだけスクリーンを置かないことを勧めましょう. 生後3～4か月ころにはスクリーンを見つめることができるため，泣き止ませようと動画を見せる保護者もいます. また，さまざまな動画が教材として販売されているため，「教育のため」に動画を見せ続けてしまうこともあります. 乳幼児期にはスクリーンからは学ぶことはできず，保護者との関わり・双方向のやりとりのなかで学び発達していくことを保護者に伝えます.

メンタルヘルス

　出生後から，生理的・身体的欲求を親に満たしてもらうことから親子のやりとりが始まり，それを繰り返すことで赤ちゃんは精神的やすらぎを得ます. 出生時，または1か月児健診から，親子のやりとりが情緒の発達に必須であることを親（養育者）に伝え，赤ちゃんの表情や様子をよく観察し，適切に反応することの大切さを伝えていきましょう.

　乳幼児期のメンタルヘルスとは，子どもが「どのように自分の気持ちを整理し，他人とつながるか」のありかたを指します. 具体的には，感情を制御し表現する，それを反映した行動をとる，他人と安全な関係を築く，外的環境を探索する，といった能力のありかたです. 安全で安心できる親子のやりとりは，これらの能力を育む基盤となります.

　幼児期に生じうる感情・行動の問題には，怒り，攻撃性，不安などがあります．器質的疾患ならびに発達上の課題の有無とともに，家庭環境・養育状況を含む心理社会面をしっかりと評価します．親（養育者）の育児の知識・経験，支援希求力，家族同士の関係，親自身の逆境的小児期体験（Adverse Childhood Experiences：ACEs，後述）や心身の疾病の有無など，保護因子，リスク因子をみつけましょう．子どもに感情・行動の問題がある場合，親（養育者）の養育困難感が強まるため，発達の状況に応じた育児支援と保健指導を継続的に提供します．親の工夫や努力を労うと同時に，安全で効果的なしつけの方法や，親が行動の見本になること，困ったときは助けを求めること，などを伝えます．必要に応じて地域の福祉サービスにつなげることも小児医療従事者の重要な役割です．

安　全
　不慮の事故は，出生後から成人年齢に至るまでのすべての年代で主たる死因のひとつであり，子どもの痛ましい事故・外傷が全国で報告されています．事故・外傷予防の重要性はいくら強調してもしすぎることはありません．日常診療や健診の機会を活かして，保護者に安全に関する意識を高めてもらうよう働きかけましょう．小児期を通じて必要な，主な事故予防項目を列挙します．

a．自動車乗車時の予防
- 月齢・年齢に合ったチャイルドシートを選び，適切に設置し，適切に使用する．子どもの成長に合わせてハーネスを調整し，さらにはシート自体のサイズや形状を見直し，適切なものへ変更する．
- 大人がシートベルトを着用し，交通規則を遵守して安全な運転をする．
- 子どもを絶対に車内に放置しない．エンジンをつけたまま子どもだけを車内に残さない．
- 子どもを運転席に座らせない，遊ばせない．

b．自転車乗車時の予防
- 1歳未満の子どもを抱っこひもやおんぶひもで大人の体に固定した状態で自転車に乗らない．
- 自転車のチャイルドシートは1歳以降（または体重・発達段階に応じる）で使用し，必ずヘルメットを着用する．
- チャイルドシートの適用年齢・身長・体重を確認し，適切に使用する．
- チャイルドシートに子どもを座らせたまま，停車した自転車から離れない，目を離さない．
- 子ども自身が一人で自転車に乗る場合には，必ずヘルメットを着用させ，大人が見守る．就学前の年齢では危険予測はできないため公道は安全ではない（たとえば，遠くから自分のほうへ向かってくる自動車の色はわかっても速度を推測することはできない）．

c．水難事故の予防

- 家庭の浴槽に貯められた水で溺れることがあるため，水は抜いておくか，水を貯めておく場合には子どもが浴室に入らないよう鍵をかける．
- 子どもの行動範囲内に，ため池，水路，池，川がある場合には，必ず大人が同行し，子どもだけで行動させない．旅行などの際には，周囲にそのような地形があるかどうかを事前に確認する．
- 水遊び時，子どもはライフジャケットを着用し，大人が常にそばにいて，大人の手が届く範囲で遊ばせる．絶対に子どもだけで遊ばせない．

d．窒息の予防

- 日頃から必ず座って飲食する習慣を身につける．大人も歩きながら・立ちながら飲食しない．
- 食事中は必ず見守る．硬い野菜や果実，肉などはあらかじめ細かく切る．
- 早食いをさせない．

e．家庭内での外傷予防

- 給湯器の温度は 48℃ 以下にする．
- 子どもの周囲で熱いもの（お湯，汁物など）を扱わない．
- 月齢・年齢に応じて転落の危険がある場所を理解する．特に乳児期はベッドやソファからの転落も大けがにつながるため，子どもを置いたまま目を離さない．ベビーベッドから離れる際には，柵を必ず上まで上げる．寝返りができるようになる時期には，階段や玄関，台所にはゲートをつける．
- 歩行器は使用しない．
- 歯みがきはじっとして行う．歩きながら・寝転びながら歯みがきしない．
- 大人が内服している薬はきちんと決まった場所に保管し，紛失しないようにする．
- 台所・洗濯・掃除用の洗剤や薬剤は子どもの手の届かない場所に保管する．
- 本棚やタンスが転倒しないよう，壁に固定する．特に引き出しを引っ張れるようになる生後 9 〜 10 か月ころには，引き出しを引っ張って，また，1 歳半ころにはタンスや棚を登ろうとして，タンスが子ども側に倒れる危険がある．
- ベランダや窓の周囲には物を置かない．物をよじ登ってベランダの柵や窓枠を乗り越えて転落する危険がある．

❹ 家族・親（養育者）と子どもの関係

 ## 社会の変化と家族の変化 [9)]

家族の形の変化は，子育ての形の変化であり，子どもの健康に大きく影響します．戦後

表 4　家族の姿の変化

	1980年	2015年	2020年
夫婦＋子ども（成人した子ども含む）	42.1	26.8	25.0
三世代等	19.9	9.4	7.7
ひとり親＋子ども	5.7	8.9	9.0
夫婦のみ	12.5	20.1	20.0
単独	19.8	34.5	38.0

（男女共同参画白書）

から現在に至るまで，社会の変化に伴って，家族の形は大きく変化しました．かつて，女性は最終学歴卒業後，結婚するまで就業（または家事手伝い）をし，結婚して専業主婦になる（または家族従業者として農業や家業に携わる）ことが一般的で，家事・育児や高齢者の介護は「専業主婦である妻」を中心に，多世代・三世代同居によってある程度分担されて行われていました．この家族の形を前提に，現在の日本の税・社会保障制度はつくられました．昭和の高度成長期（1950年代半ば〜1970年）に都市部では核家族化が進みましたが，地方では多世代・三世代同居の形が続けられました．すなわち，日本の税・社会保障制度は，家庭内の人手があることと，「雇用者である夫＋無業の妻」という形が前提になっており，さらに，この前提には，主たる家計支持者である夫の安定した正規雇用（または安定した自営業）が継続すること，離婚しないで夫婦を継続することが含まれています．

　しかし，現在，多世代・三世代同居の形をとる家族は大きく減少し（**表 4**），子どもがいる世帯の多くが核家族であることが窺えます[9]．さらに，女性の就業形態が変化し，2021年には，妻がパートタイムまたはフルタイムで勤務する「共働き世帯」が全世帯（妻が64歳以下の世帯）の約7割を占め，「専業主婦世帯（男性雇用者と無業の妻から成る世帯）」は全世帯の3割弱にとどまっています[9]．働く女性が増える一方で，男性と比較し女性の収入は低く，また，配偶者控除を受けるため，あえて収入を制限する女性も多く存在します．家事・育児を分担する夫婦は増えてはいるものの，やはり，人手のない核家族のなかで家事・育児の大部分を担うのは妻であることが多いといえるでしょう．男女ともに，雇用とライフコースが多様化し，働き方・生き方の選択肢が増えた一方で，経済的安定性に欠く家族は増え，社会保障制度の恩恵を受けられない，受けづらい人口層が増えたのも事実です．家族の諸問題を行政に相談したり，公的支援を受けたりすることは決して容易ではなく，家族内で解決できぬまま問題が大きく重くなってしまうことも少なくありません．2020年のコロナ禍によって，働き方や家族の行動はいっそう変化しました．家族が一緒に過ごす時間が増えるとともに，家族外との交流の機会が極めて制限され，家族間の葛藤が増悪した家庭，経済的困窮に陥った家庭，孤立が深刻になった家庭など，新たな社会問題が生じました．

　子どもの健康の形は，家族の形，そして社会の形が表出したものといえます．社会の変化を意識しながら子どもに関わっていきましょう．

親子関係を診る

　よい親子関係は，子どもの健康，特にメンタルヘルスの維持に必須であり，「親子関係」は乳幼児健診において重要な観察項目です．出生後から愛情のある自然な親と子のやりとりを通じた情緒的なつながりができているか，すなわち，愛着（アタッチメント）形成ができているかどうかは，その子どもの生涯の健康に影響します．親（養育者）の子どもへの接し方や声かけ，関心の様子，アイコンタクトやスキンシップのとり方などを観察します．保護者が子どもに対してどなる，叱りつけている，荒々しい態度で接しているなどの場合には，子育ての状況や養育困難感の有無などを保護者に尋ねてみましょう．

　親（養育者）を観察することによって，さらに多様な情報を読み取ることができます．親の整容，服装や持ち物，体臭（タバコ臭，アルコール臭，香水など）から親の性格や嗜好，社会経済状況を窺い知ることができます．また，母子健康手帳の書き込みからは，親の性格に加え，育児への関心度を読み取ることができます．父母ともに同行している場合には，夫婦の様子や会話から夫婦関係を読み取ります．

　母親も父親も，出産後に突然「親」になれるわけではありません．妊娠期から親になる準備をゆっくり進めていけるよう，産婦人科医，助産師，保健師と連携し，育児の具体的なイメージを父母ともに抱いてもらえるよう支援していきましょう．父母の両方が存在していること，望まれた妊娠であること，父母が健康であること，父母の関係が良いこと，育児を支援してくれる家族や友人がいること，は良い親子関係を確立するための強みとなります．特定妊婦と認定されている場合，ハイリスク妊娠の場合，出生前から先天性疾患の可能性が指摘されている場合などは，出生前から小児科医が積極的に関わることが望ましいです．親子関係に懸念がある場合には，積極的に心理社会面を，特に養育者・家族におけるSDHを評価し，必要に応じて医療機関でのフォローや福祉資源との連携を行います．

 逆境的小児期体験（ACEs）と保護的・補償的小児期体験（PACEs）

　家族内の諸問題は，その家族のなかの子どもに大きな影響を与えますが，特に予防すべきものとして，逆境的小児期体験（Adverse Childhood Experiences：ACEs）があります．ACEsとは，「18歳未満で起こったストレスの多い出来事，または潜在的にトラウマとなる出来事」と定義され，生涯にわたって人の健康と幸福に悪影響を与えうるものです．身体的虐待・精神的虐待・性的虐待に加え，養育者の精神疾患，家庭内暴力，養育者の薬物依存，離婚などによる家庭機能不全が含まれます[10]．ACEsが多いほど，健康のアウトカムが悪くなることもわかっています．ACEsはひとつの要因ではなく，個人とその個人を取り巻く環境におけるさまざまな要因が組み合わさって生じます．ACEsの主な保護因子ならびにリスク因子[11]を**表5**に示します．

　ACEsとその保護因子に関する研究が進み，2010年代には米国心理学会から保護的・補償的小児期体験（Protective and Compensatory Childhood Experiences：PACEs）という概念が提唱されました[12]．PACEsとは，「18歳までに起こったレジリエンスと健やかな発達を手助けする保護的な経験」を指し，「ACEsの解毒剤」「逆境が発達に及ぼす影響の

緩衝材」と表現されています．表5に示したACEsの保護因子のなかで，特に重要かつ日常生活で意識しやすい要素を抽出したものと捉えるとわかりやすいでしょう．PACEsとして，「支援的関係」と「豊かな資源（リソース）」のふたつのカテゴリー下で10項目があげられています（表6）[13]．前者（すなわち，子どもが社会的支援や所属感を得られる状況）は共感力・自己統制力・社会スキルの向上に，後者（すなわち，資源の豊かな環境）は学ぶ力やストレスマネジメント力の向上・ハイリスク行動予防につながると考えられています．なお，ACEsとPACEsの詳細は『小児期の逆境的体験と保護的体験』[14]（Adverse and Protective Childhood Experiences[15] の和訳）という書籍で学ぶことができます．

　ACEsの保護因子を強め，リスク因子を減らす介入によって，ACEsを予防する，または，ACEsによる悪影響を和らげられる可能性があります．養育状況に懸念のある家庭は，福祉資源や教育機関と連携して継続的に観察しましょう．

❺　乳幼児健診の判定

　前述のように，乳幼児健診では，疾病のスクリーニング（心身の健康状態の評価）ならびに成長・発達の評価に加えて，SDHを中心とした心理社会面を評価することが重要です．からだ・こころ・社会面（くらし）の状態が合わさって，成長・発達に影響し，目の前の子どもの姿になっているイメージ（図2）で，子どもを診るとよいでしょう．

　疾病ならびに成長の異常が疑われ，医療機関への受診を要すると判断される場合には，要精査と判定されます．健診後のフォローアップ業務は「対象者の状況変化について，期間・時期を定めて確認する業務」と定義されており，要精査の場合は，医療機関の結果（精密検査結果）を行政が把握した時点でフォローアップ終了となります．

　発達支援を要すると判断された場合，事後教室の参加や療育機関の受診などの支援につなげ，発達支援の対象者として継続的にフォローアップします．自治体によっては，または，状況によっては，少し時間をかけて子ども自身の発達の伸びや変化を待ったうえで，発達支援の対象者とするかどうかを判断することもあります．

　心理社会面のリスクや懸念が発見された場合には，健診後の多職種カンファレンスで議論され，状況によっては，一定期間の親子・家庭の状況を観察したうえで，「支援対象者」とするかどうかが判断されます．「支援対象者」として把握されると，行政の担当者によってのフォローアップ業務が開始されます．なお，妊娠期からすでに「支援対象者」と把握されている親子・家庭については，乳幼児健診の機会だけではなく，妊娠期～育児期まで継続的に状況確認がなされています．支援対象者のフォローアップ業務の期間はケースに応じてさまざまです．

　乳幼児健診全体の評価とフォローアップの概念図を示します（図3）[16]．具体的な介入はまだされていないが気になる状況がある場合には，乳幼児健診で積極的にその変化を確認します．

表 5　逆境的小児期体験（ACEs）のリスク因子・保護因子

レベル	リスク因子	保護因子
子ども	●障害や慢性疾患等のため特別な支援を必要とする ●親と親しくなく気持ちを親に話せないと感じる ●低年齢で性的活動を始める ●友人がいない ●攻撃的な行動や犯罪を犯す友人をもつ	●安全で安定し成熟した家族関係（子どもが愛され，大切にされていると感じる関係）がある ●良好な友人関係がある ●学業成績が良い ●家庭外にロールモデルがいる
家族・家庭	●自身が小児期に虐待・ネグレクトを受けた親 ●ひとり親，または若年の親 ●貧困 ●低学歴の親 ●強い養育困難感がある親 ●体罰を用いる親，しつけに一貫性がない家庭 ●孤立し他人との交流が乏しい家庭 ●家庭不和	●必要な食料・住居・医療を得られる ●高学歴の親 ●安定した雇用のある親 ●社会支援のネットワークがあり，周囲と良好な人間関係がある ●葛藤を穏やかに解決できる ●家族で一緒に楽しい活動に勤しむ ●学校の大切さを奨励する
コミュニティ・地域	●暴力・犯罪が多い ●貧困率が高く，教育機会が乏しい ●無職率が高い ●ドラッグ・アルコールへのアクセスが容易 ●近隣住民のつながりがない ●公的な若者の活動場所がない ●居住が安定せず住民が頻繁に流出入する	●経済的支援へのアクセスがある ●医療ケア・メンタルヘルスケアへのアクセスがある ●安全で安定した居住場所がある ●安全な託児場所がある ●安全で魅力的な放課後の活動場所がある ●質の良い子ども園がある ●家族に優しい制度のある雇用の機会がある ●行政，商業，医療，地域の強い連携がある ●地域住民がお互いにつながりがある ●暴力が受容されない

〔Centers for Disease Control and Prevention: Adverse Childhood Experiences（ACEs）. を改変〕

表 6　保護的・補償的小児期体験（PACEs）

支援的関係の存在	豊かな資源の存在
●親／養育者の無償の愛がある ●親友と過ごす ●ボランティアをする・他人を助ける ●なんらかの社会的なグループで活動する ●家庭の外にメンターをもつ	●食料が十分にあり清潔で安全な住居に住む ●質の良い教育・学習の機会をもつ ●趣味をもつ ●運動する ●家庭で，公平な規則とルーティンをもつ

〔Morris AS, Hays-Grudo J: Protective and compensatory childhood experiences and their impact on adult mental health. *World Psychiatry* 2023; 2(1): 150-151. を和訳〕

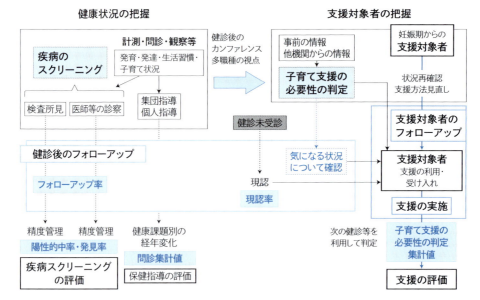

図3 乳幼児健診事業における評価指標
〔乳幼児健康診査事業 実践ガイド．平成29年度子ども・子育て支援推進調査研究事業 乳幼児健康診査のための
「保健指導マニュアル（仮称）」及び「身体診察マニュアル（仮称）」作成に関する調査研究，平成30年3月．〕

☑ 文献

1）阪下和美，秋山千枝子：日常診療におけるサイコソーシャルアプローチ．医学の歩み 2022; 282(5): 520-526.
2）Engel GL: The need for a new medical model: a challenge for biomedicine. *Science* 1977; 196(4286): 129-136.
3）Green BN, Johnson CD: Establishing a theoretical basis for research in musculoskeletal epidemiology: a proposal for the use of biopsychosocial theory in investigations of back pain and smoking. *J Chiropr Humanit* 2013; 20(1): 1-8.
4）World Health Organization: Social determinants of health.
https://www.who.int/health-topics/social-determinants-of-health#tab=tab_1（2025年2月20日閲覧）
5）U.S. Department of Health and Human Services: Social Determinants of Health.
https://health.gov/healthypeople/priority-areas/social-determinants-health（2025年2月20日閲覧）
6）阪下和美：正常ですで終わらせない！子どものヘルス・スーパービジョン．東京医学社，2017.
7）「授乳・離乳の支援ガイド」改定に関する研究会：授乳・離乳の支援ガイド．厚生労働省，2019年3月．
https://www.mhlw.go.jp/content/11908000/000496257.pdf（2025年2月20日閲覧）
8）World Health Organization: Complementary feeding.
https://www.who.int/health-topics/complementary-feeding#tab=tab_1（2025年2月20日閲覧）
9）内閣府男女共同参画局：男女共同参画白書 令和6年版．令和6年6月．
https://www.gender.go.jp/about_danjo/whitepaper/r06/zentai/pdf/r06_11.pdf（2025年2月20日閲覧）
10）Loveday S, Hall T, Constable L, et al.: Screening for Adverse Childhood Experiences in Children: A Systematic Review. *Pediatrics* 2022; 149(2): e2021051884.
11）Centers for Disease Control and Prevention: Adverse Childhood Experiences (ACEs).
https://www.cdc.gov/aces/about/index.html（2025年2月20日閲覧）
12）Morris AS, Hays-Grudo J, Kerr KL, et al.: The heart of the matter: Developing the whole child through community resources and caregiver relationships. *Dev Psychopathol* 2021; 33(2): 533-544.
13）Morris AS, Hays-Grudo J: Protective and compensatory childhood experiences and their impact on adult mental health. *World Psychiatry* 2023; 2(1): 150-151.
14）Hays-Grudo J, Morris AS（著），菅原ますみ，他（監訳）：小児期の逆境的体験と保護的体験—子どもの脳・行動・発達に及ぼす影響とレジリエンス．明石書店，2022.
15）Hays-Grudo J, Morris AS: Adverse and Protective Childhood Experiences: A Developmental Perspective. American Psychological Association, 2020.
16）乳幼児健康診査事業 実践ガイド．平成29年度子ども・子育て支援推進調査研究事業 乳幼児健康診査のための「保健指導マニュアル（仮称）」及び「身体診察マニュアル（仮称）」作成に関する調査研究，平成30年3月．
https://www.mhlw.go.jp/content/11900000/000520614.pdf（2025年2月20日閲覧）
17）American Academy of Pediatrics: Medical Home Overview.
https://www.aap.org/en/practice-management/medical-home/medical-home-overview（2025年2月20日閲覧）

Column ✎

特別な医療ケアや配慮を要する子どもの健康

先天性疾患，慢性疾患，発達の問題など，特別な医療ケアや配慮（特に就学上の配慮）を要する子どもを支援する際，バイオサイコソーシャルモデルの「身体面・心理面・社会面の3つの健やかさがそろって人は well-being（健やかで満たされた状態）となる」という（第1章 参照）考え方はさらに重要です．これらの基礎疾患の存在はその子どもの健康の社会的決定要因であり，生活のかたち，保護者・家族のありかた，人間関係などを通じて，その子どもの健康に生涯にわたり影響を与えます．一方で，これらの基礎疾患は「健康の社会的決定要因の一部」であるにすぎません．その子どもがもつ他のリスク因子を軽減させ，保護因子を強める介入を継続して提供することで，その子どもの健康を最大限まで向上させられる可能性があります．

米国小児科学会は，かかりつけプライマリケア医が中心となって多職種が連携し，包括的で質の高いプライマリケアを提供するアプローチを「Medical Home」[17] と称し，すべての子どもが medical home をもつべきであると提唱しています．基礎疾患の治療のために複数の医療従事者が関わることが多い，特別な医療ケアや配慮を要する子どもたちだからこそ，medical home の概念に表されるようなチームとしての支援体制を構築する必要があります．総合医であるプライマリケア医（かかりつけ医）が中心となって，バイオサイコソーシャルな支援を実現させましょう．

複雑な基礎疾患の治療のためにサブスペシャルティ医に定期通院している場合，定期通院時に乳幼児健診を受けたいと保護者が希望することがあります．その場合は，サブスペシャルティ医が成長・発達だけではなく，心理面・社会面をきちんと評価する必要があります．

第2章

3〜5か月児健康診査

第 2 章

3〜5か月児健康診査

1 概 要

3〜5か月児の全体像

a．身体発育

体重は出生時の約2倍に達し，形態的に乳児独特の丸みを帯びてきます．生後3か月までと違い，1日の体重増加量をみると20gに達しないこともあり，体重増加は次第に緩やかになります．授乳間隔が4〜6時間となり，夜間に飲まなくなる子どももいます．

b．運動面の発達

運動面の発達は，首がすわり，頭を左右に振ることができます．足を自由に動かすことができ，近くにあるものを蹴り，左右に振って寝返りをしようとします．自分の背中や胸の筋肉を使用して，うつ伏せで顔を上げ，寝返りの練習を始めるようになります．おもちゃやガラガラなどをつかんで振ることができるようになります．手に取ったものをなんでも口に入れ確認しようとします（図1）．

c．精神面の発達

精神面の発達は，明らかな追視やあやし笑いがみられ，周囲のおもちゃや絵本に興味を示すようになります．近くにあるおもちゃに手を伸ばしつかむようになります．人への関心が積極的になるとともに，周囲からの刺激に反応して声を出して楽しむようになります．あやすと声をたてて笑ったり，お父さんやお母さんと目が合うと笑いかけたりするようになります（図2）．日常のいろいろな音に反応し，人の声，特に母親の声に振り向き反応を示します．

d．生 活

生活では，1日の生活リズムができ，昼夜のリズムが次第に定まり，昼夜の区別ができ，夜はあまり起きなくなります．はっきりとした覚醒と深い睡眠の日周リズムが形成されます．必要な睡眠時間は14〜15時間ほどといわれており，夜間しっかり寝る睡眠に加え，午前中と昼過ぎに昼寝の時間が必要です．ミルクや母乳以外の食べ物への関心が芽生え，

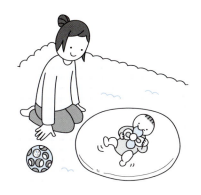

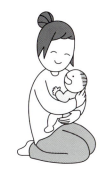

図1　つかんだら口に入れて確かめる　　　図2　赤ちゃんの目を見て微笑みかける

離乳の準備を行います.

　遊びは,生活リズムを崩さないためにも,天気が良い日は積極的に散歩などの外気浴を取り入れます.昼寝前や夜寝る前にはできる限り赤ちゃんと触れ合い,遊ぶ時間をつくることを勧めます.たくさん遊んで身体を動かすことは,赤ちゃんの五感を育てるうえでも欠かせません.赤ちゃんがなめてもいいおもちゃを目の前に置くと,赤ちゃんは自ら手を伸ばして握って遊びます.また,動くものを目で追う「追視」も,見る範囲が広がっていく時期です.うつ伏せ寝にして,やわらかいボールなど,転がるおもちゃをゆっくり転がせて赤ちゃんに見せてあげましょう.積極的にものを見ようとする意識が高まります.愛着形成の重要な時期であり,子どもが親へ安定した愛着を形成することが,その後の子どもの人格形成や対人関係の基礎となるため,親との良好な相互作用が大切となります.

3〜5か月児の特徴

　　□　あやすと笑い,喃語で応える(3か月〜)
　　□　動くものを目で追う(3か月〜)
　　□　首がすわる(4か月〜)
　　□　腹這いで頭をあげる(4か月〜)
　　□　ガラガラを少しの間,握っている(4か月〜)

留意事項

　3〜5か月児健診では基本的生活リズムの確立と母子愛着形成が主なテーマとなります.家庭における親子の関係性の構築が予後にも大きく関わってきますので,子どもの診察に加えて,生活習慣の定着や育児者の身体的・精神的疲弊に注意が払われているか,家族の関係性に問題はないかについて,問診で把握することが重要となります.行動範囲やできることもどんどん広がり,生後すぐから,「窒息」「溺水」「転落」をはじめとする室内事故の危険が多く潜んでいることを説明します.起こりやすい事故をよく知って,子どもの目線で身のまわりの安全対策を得ることを伝えることが必要です.

❷　問診票

健やか子育て問診票 3 〜 5か月児版

1．栄養について		
① 現在の栄養を選んでください.	☐ 完全母乳　☐ 混合栄養　☐ 粉ミルクのみ	
② 哺乳・授乳の回数を教えてください.	☐ 母乳（　　）回／日 ☐ 粉ミルク（　　）回／日，（　　）mL／回	
③ 母乳や粉ミルク以外のものをあげていますか？	☐ いいえ	☐ はい（何を：　　　　）
④ うんちはよく出ていますか？	☐ はい	☐ いいえ
⑤ おしっこはよく出ていますか？	☐ はい	☐ いいえ

2．1日の行動と睡眠について		
① 授乳やお風呂の時間はだいたい決まっていますか？	☐ はい	☐ いいえ
② 夜，お子さんを寝かせる時間はだいたい決まっていますか？	☐ はい	☐ いいえ
③ 外気浴（お散歩やひなたぼっこを含む）をしていますか？	☐ はい	☐ いいえ
④ 夜中に授乳または哺乳をしますか？	☐ はい	☐ いいえ
⑤ 睡眠について困っていることはありますか？	☐ いいえ	☐ はい

3．遊び・メディアについて		
① お子さんの好きな遊びはなんですか？　（　　　　　　　　　　　　　　　　　　　　　）		
② お子さんに語りかけますか？	☐ はい	☐ いいえ
③ お子さんに歌を歌いますか？	☐ はい	☐ いいえ
④ お子さんに絵本を読みますか？	☐ はい	☐ いいえ
⑤ お子さんが，テレビ，DVD，動画をみることはありますか？	☐ まったくない ☐ ほとんどない	☐ ときどきある ☐ いつもある
⑥ あなたは，娯楽（家事・仕事以外）のためメディア（テレビ，タブレット，スマートフォン，パソコン等）を1日にどれほど利用しますか？	☐ まったくない ☐ ほとんどない	☐ ときどきある ☐ いつもある
⑦ お子さんのお世話をしているときに，大人がメディアを利用することはありますか？	☐ まったくない ☐ ほとんどない	☐ ときどきある ☐ いつもある

4．歯のケアについて		
① お父さん，お母さんは定期的に歯科検診を受けていますか？	☐ はい	☐ いいえ
② お子さんの歯のケアの方法を知っていますか？	☐ はい	☐ いいえ

5．安全について

① お子さんのおもちゃが安全かを確認していますか？	☐ はい	☐ いいえ
② お子さんが過ごす場所・部屋が安全かを確認していますか？	☐ はい	☐ いいえ
③ お子さんの寝ている場所はどこですか？	☐ ベビーベッド ☐ 赤ちゃん布団 　（赤ちゃんだけが寝る布団）	☐ 親と一緒の布団 ☐ きょうだいと一緒の布団
【自転車に乗る方へ】 ④ お子さんを抱っこまたはおんぶした状態で，自転車に乗ることはありますか？	☐ いいえ	☐ はい
【自動車に乗る方へ】 ⑤ チャイルドシートを後部座席に設置していますか？	☐ はい	☐ いいえ
【自動車に乗る方へ】 ⑥ 大人は常にシートベルトをしていますか？	☐ はい	☐ いいえ

6．子育てについて

① お子さんの世話を主にしている大人は誰ですか？	☐ 母　　☐ 父 ☐ 祖母　☐ 祖父　☐ その他（　　　　　　）	
② お子さんの世話を主にしている方が，1年以内に復職・復学（就職・就学）する予定はありますか？	☐ すでに復職・復学（就職・就学）している ☐ 復職・復学（就職・就学）を予定している ☐ 予定はない	
③ 保育施設を利用していますか？	☐ 定期的に利用している ☐ 不定期に利用している（一時保育など） ☐ 利用していない	
④ 自分だけの時間をもつことができていますか？	☐ はい	☐ いいえ
⑤「自分が一人だけで子育てしている」と感じますか？	☐ いいえ	☐ はい
⑥ お子さんに対して，いらいらすることはありますか？	☐ まったくない ☐ あまりない	☐ ときどきある ☐ よくある
⑦ お子さんに対して，どなってしまうことはありますか？	☐ まったくない ☐ あまりない	☐ ときどきある ☐ よくある
⑧ 子育てにおいて「もう無理」「誰か助けて」と感じたことはありますか？	☐ まったくない ☐ あまりない	☐ ときどきある ☐ よくある
⑨ 子育てに必要な物，衣類，食料を買う際，金銭的な心配はありますか？	☐ いいえ	☐ はい
⑩ お子さんが大人の暴力（言葉の暴力を含む）を見る（聞く）ことはありますか？	☐ いいえ	☐ はい
⑪ 同居のご家族内にタバコ・電子タバコを吸う人はいますか？	☐ いいえ	☐ はい
⑫ 子育ての情報源はなんですか？ 　（あてはまるものをすべて選んでください）	☐ ネット・SNS ☐ 育児雑誌・本 ☐ 家族・親戚 ☐ 友人・知人	☐ 保健師・助産師 ☐ 小児科医 ☐ 保育士

❸ ガイド

健やか子育てガイド 3 〜 5 か月児版

1．栄養について	対応質問番号
1）赤ちゃんは，おなかがいっぱい，おなかがすいたという気持ちをしっかり表せるようになってきます．赤ちゃんの表情や仕草をよく見て授乳（哺乳）しましょう．	①②
2）赤ちゃんはますます周囲の環境に興味を示すようになってきます．授乳（哺乳）中に注意がそれて飲まなくなることや，むらのある飲み方をすることはよくあります．	①②
3）生後6か月に近づくまでは，離乳食を始める必要はありません．白湯や果汁も必要ありません．	③
4）うんちの回数には個人差があります．2〜3日に1回のペースの赤ちゃんも少なくありません．哺乳量が減る，吐く，不機嫌，おなかがぽっこりしすぎている場合は医師にご相談ください．	④

2．1日の行動と睡眠について	対応質問番号
1）授乳（哺乳），昼寝，夜の睡眠のスケジュールを毎日できるだけ同じにすると，だんだんと夜に長く眠れるようになります．決められたスケジュールで過ごすと赤ちゃんも安心します．	①②
2）お外で過ごすことは，赤ちゃんの感覚を刺激し，周囲の気温変化に適応するなどの効果があります．また，決まった時間に外気浴をすることで生活リズムがつくられて，大人にとっても良い気分転換になります．衣類や掛け物で直射日光は避けるようにして外出しましょう．	③
3）生後4か月ころには夜5〜6時間まとまって寝ることができるようになってきます．赤ちゃんがうとうと眠りかけているタイミングでベビーベッド（布団）に横にして，優しく話しかけたり，トントンしたりしながら寝かせましょう．こうすると，赤ちゃん自身が「自分で眠る」ことを学ぶことができます．	④⑤

3．遊び・メディアについて	対応質問番号
1）赤ちゃんにたくさん話しかけ，歌いかけ，抱っこしましょう．「抱き癖」の心配は不要です．	①〜④
2）赤ちゃんは，見つめたり，手を伸ばしたり，蹴ったりして遊べるようになります．カラフルで安全なおもちゃで遊びましょう．	①〜④
3）あおむけだけではなく，はらばいの姿勢でも遊びましょう．	①〜④
4）赤ちゃんにテレビ，DVD，動画は必要ありません．赤ちゃんが泣いているときに動画をみせるといったん落ち着くことはありますが，この習慣が続くと，自分の気持ちを自分で落ち着かせることができなくなります．	⑤
5）大人のメディアの使い方は，お子さんのメディアの使い方に大きく影響します．大人もメディアを使いすぎないようにしましょう．	⑥
6）赤ちゃんのお世話をしながら，テレビや動画を観るのはやめましょう．赤ちゃんの言語・認知・情緒の発達には親子間の気持ちのやりとりが不可欠です．赤ちゃんといるときに大人がテレビ等を観る習慣があると，赤ちゃんが気持ちのやりとりを学ぶことが難しくなります．	⑦

4．歯のケアについて	対応質問番号
1）生後4〜7か月ころに最初の歯が生えてくることが多いです．	①
2）赤ちゃんの虫歯を予防するために親自身が良い口腔ケアをしましょう． → 定期的に歯科検診に行く，フッ素入り歯みがき粉で歯をみがく，フロスでケアをする，糖分の入った飲み物を控える，など．	①
3）大人がなめたスプーンやおしゃぶりを赤ちゃんにくわえさせてはいけません．	②

5．安全について	対応質問番号
1) 窒息の危険があるため，小さい部品のあるおもちゃや，年上のきょうだいのおもちゃの部品などは赤ちゃんの周りに置いてはいけません．	①
2) 転落の危険があるため，おむつ台，ソファ，大人のベッドなどに赤ちゃんを置くときは，絶対に自分の片手を赤ちゃんの上に置くようにしましょう．放置してはいけません．ベビーベッドの場合，ベッドの中に置いて離れるときは必ず柵を上まであげましょう．	②
3) 窒息の可能性があるため，枕やクッション，ぬいぐるみなどをベビーベッド・布団の中に置いてはいけません．窒息など事故の危険があるため，大人や年上のきょうだいと一緒の布団で寝かせてはいけません．	②③
4) ベビーベッドか，家族の布団から離れた場所に敷いたベビー布団で必ず寝かせましょう．うつぶせで寝かすことはやめましょう．	④
5) 【自転車に乗る方へ】赤ちゃんを抱っこ・おんぶした状態で自転車に乗ってはいけません．転倒時に赤ちゃんが頭をケガする危険があります．	④
6) 【自動車に乗る方へ】チャイルドシートは後部座席に設置しましょう．頭と首を守るため，シートに記載されている最高身長・最大体重に達するまでは後ろ向きにします．	⑤⑥
7) ・赤ちゃんを車に乗せたまま，大人が車を離れることは絶対にしてはいけません． ・大人が安全運転の習慣を．シートベルトを常時着用し，飲酒運転・ながら運転はしません．	
8) やけどの危険があるため，赤ちゃんを抱っこしながら，熱い飲み物を飲む，料理をする，タバコを吸うことはしないでください．浴室の給湯器の温度は48℃以下にします．	

6．子育てについて	対応質問番号
1) 「子どもを育てる」のはとても大切で，とても大変な仕事です．休みのない「親業」をがんばっているご自身を誇りに思ってください．	①
2) 【復職・復学（就労・就学）を予定している場合】お住まいの地域の保育園や保育・託児サービスについて調べましょう．病児保育（体調不良のときの保育）の情報も忘れずに確認しましょう．	②
3) 孤立しないように，家族や友人と連絡をとりあいましょう．パートナーや家族はもちろん，友人に頼む，育児支援サービスの利用をするなどして，赤ちゃんのケアを手伝ってもらいましょう．自分自身のための時間をつくりましょう．	③〜⑤
4) 赤ちゃんにいらいらしたり怒ったりしてしまうのは一生懸命に赤ちゃんに向き合っている証拠です．感情的になりそうなときは赤ちゃんを安全な場所（ベビーベッド内や布団など）に置き，短時間離れる（廊下・トイレ・ベランダへ行く），家族に電話する，などしてみましょう．	⑥〜⑧
5) 赤ちゃんの頭を強く大きく揺らしてはいけません．ガクガクと激しく揺さぶると脳障害が起こる可能性があります．頭部を支えて抱っこし，ゆっくり優しく揺らすことは問題ありません．	⑥⑦
6) いかなる理由があっても家庭内暴力は犯罪です．がまんせずに相談してください． 　内閣府相談窓口　0120-279-889（つなぐ　はやく）　警察相談専用電話　#9110	⑩
7) タバコ・電子タバコの受動喫煙は心臓や肺の病気のリスクを高めます．家族に喫煙者がいる場合は禁煙を強くお勧めします．喫煙者がいる場所に赤ちゃんを連れて行くことは避けます．	⑪

❹　解　説

　令和 5 年度こども家庭科学研究費補助金等 成育疾患克服等次世代育成基盤研究事業 身体的・精神的・社会的（biopsychosocial）に乳幼児・学童・思春期の健やかな成長・発達をポピュレーションアプローチで切れ目なく支援するための社会実装化研究（研究代表者 永光信一郎），個別の乳幼児健診における保健指導の充実に関する研究（分担研究者 小枝 達也）で作成された「健やか子育てガイド」に記されたデータを示しながら，解説します．

🐰 問診票項目　1．栄養について

　　質問：③母乳や粉ミルク以外のものをあげていますか？
　　　　　　□いいえ　　□はい（何を：　　　　　　　）
　　回答：「いいえ」82.1％，「はい」17.8％

　解説

　この時期は体重についての心配が大きい時期です．生後 3 か月までは 1 日 30 g 増加，4 か月以降は 1 日 15 〜 20 g 増加が目安です．赤ちゃんの身体機能は発達の途上であり，消化・吸収機能も不十分です．未熟な消化や吸収，排泄等の機能に負担をかけずに栄養素等を摂ることのできる母乳・ミルクで育ちます．この時期の赤ちゃんは周囲の環境に興味を示すようになり，昼間の授乳が 4 〜 5 時間空くことや授乳中に注意がそれて飲まなくなることはよくあります．1 回のミルク量をあまり飲まなくても，1 日のミルク量で調整でき，かつ，機嫌も良く体重が増えていれば気にする心配はないことを説明します．月齢はあくまで目安ですが，生後 5 〜 6 か月までは離乳食を始める必要はありません．白湯や果汁も必要ありません．

🐰 問診票項目　2．1日の行動と睡眠について

　　質問：⑤睡眠について困っていることはありますか？
　　　　　　□いいえ　　□はい
　　回答：「いいえ」88.4％，「はい」11.2％

　解説

　生まれたばかりの新生児は体内時計が未熟なため，昼夜の区別なく 3 〜 4 時間ごとに授乳と睡眠を短いリズムで繰り返します．生後 3 〜 4 か月になるとメラトニン分泌が始まり，朝の光や授乳，生活環境を手がかりに 24 時間周期に同調し，睡眠時間もまとまってきます．生後 4 か月ころには夜 5 〜 6 時間まとまって寝ることができるようになってきま

す．しかし，体内時計はまだ未熟であり，夜泣きや寝つきが悪くなることがあります．助言として以下の3つがあります．

①授乳（哺乳），昼寝，夜の睡眠のスケジュールを毎日できるだけ同じにする

決められたスケジュールで過ごすことは赤ちゃんに安心感を与えます．生活リズムは大人に合わせるとペースが乱れやすく，赤ちゃんを中心に生活することが大事です．

②適度な運動や外気浴をする

赤ちゃんの感覚を刺激し，周囲の気温変化に適応するなどの効果があります．また，決まった時間に外気浴をすることで生活リズムがつくられて，大人にとっても良い気分転換になります．衣類や掛け物で直射日光は避けるようにして外出しましょう．朝日を浴びて，床遊びや散歩を取り入れ，日光による体内時計リセットの効果を十分に発揮しましょう．

③赤ちゃんが安心できる環境づくり

静かな環境で，うとうと眠りかけているタイミングでベビーベッド（布団）に横にして，一緒に寝ながら優しく話しかけたり，トントンしたりしながら寝かせましょう．ゆったりとした気持ちで寝かしつけることが大事です．

相手は赤ちゃんなので何をしてもうまくいかないこともあります．どうしても寝ないときにはいったん寝かせるためにがんばることをやめてゆったりとした気持ちで過ごしてください．生活リズムが落ち着き，赤ちゃんがたっぷり眠る日は来るので，焦らず気長に赤ちゃんの成長に付き合ってあげるよう助言します．

問診票項目　3．遊び・メディアについて

質問：⑤お子さんが，テレビ，DVD，動画をみることはありますか？
　　　　□まったくない　　□ほとんどない　　□ときどきある　　　□いつもある
回答：「まったくない」15.8％，「ほとんどない」24.1％，
　　　　「ときどきある」47.5％，「いつもある」12.5％

解説

「ときどきある」47.5％と「いつもある」12.5％を合わせると，約60％が生後4か月ころからメディアを遊びとして利用していることがわかりました．この時期の赤ちゃんには，遊びや授乳中，抱っこのときに母親や父親が目を合わせ語りかけることで，安心感や保護者との愛着が形成されます．赤ちゃんにメディアは必要ありません．赤ちゃんにたくさん話しかけ，歌い，抱っこしましょう．触れ合い遊びやお散歩もおすすめです．赤ちゃんが泣いているときに動画を見せるといったん落ち着くことはありますが，この習慣が続くと，自分の気持ちを自分で落ち着かせることができなくなります．メディアは愛着形成，

視機能，運動機能発達，言語発達，生活リズムに悪影響を及ぼします．2歳まではメディアの利用を避けましょう [1]．

質問：⑦お子さんのお世話をしているときに，大人がメディアを利用することはありますか？
　　　□まったくない　　　□ほとんどない　　　□ときどきある　　　□いつもある
回答：「まったくない」7.9％，「ほとんどない」21.1％，
　　　「ときどきある」57.0％，「いつもある」13.9％

解説

　「ときどきある」57.0％と「いつもある」13.9％を合わせると，約70％が育児中に保育者がメディアを利用していることがわかりました．授乳中に目が合う，母親を見るなどは愛着形成においても大事なことです．保育者のメディア習慣は，以降の育児でも改善されないことが多く，子どももメディアを好み，運動時間や親子の会話時間の減少，親子の信頼関係の形成に影響する可能性があることを伝えます．そのため，大人のメディア習慣はできるだけ早期に改善し，子どもといるときはなるべくメディアを視聴しないよう指導する必要があります．ノーメディアデーなどを家族で取り組むよう伝えます．

 ## 問診票項目　4．歯のケアについて

質問：①お父さん，お母さんは定期的に歯科検診を受けていますか？
　　　□はい　　　□いいえ
回答：「はい」56.7％，「いいえ」43.2％

解説

　保育者（主に母親）の口から齲歯原因菌（ミュータンス菌）等の細菌が乳児にうつることが確かめられています．大人が一度口に入れたスプーンや箸，また，自分の噛み砕いたものを乳児の口の中に入れることで齲歯原因菌がうつります．保育者の口腔環境とケア習慣は子どもに影響するため，保育者の歯の検診とケアが必要であることを伝えます．

問診票項目　5．安全について

質問：②お子さんが過ごす場所・部屋が安全かを確認していますか？
　　　□はい　　　□いいえ
回答：「はい」97.7％，「いいえ」2.3％

解説

　赤ちゃんは生まれてすぐから「窒息」「溺水」「転落」などの室内事故に遭う可能性があります．4か月ころの赤ちゃんはまだ寝返りや手でものを払いのけることもできないため，睡眠中の窒息事故にも注意が必要です．鼻や口が塞がれないように，敷布団・マットレス・枕は赤ちゃん用の固めのものを，赤ちゃんの頭や身体がはさまれないように，周囲の隙間をなくして置き，掛け布団は払いのけることができる軽いものを使います．枕やクッション，ぬいぐるみ，よだれ掛けなどで，首に巻き付くものなどはベビーベッド・布団の中に置いてはいけません．できるだけベビーベッドに寝かせ，大人や年上のきょうだいと一緒の布団で寝かせないようにします．日中に母親が目を離すときにはベビーベッドに寝かせておく習慣をつけ，きょうだい児がいる場合には，誤飲防止のため，きょうだい児の玩具にも注意が必要です．こども家庭庁「こどもを事故から守る！事故防止ハンドブック」などを案内します．

 問診票項目　6．子育てについて

質問：⑥お子さんに対して，いらいらすることはありますか？
　　　□まったくない　　□あまりない　　□ときどきある　　□よくある
回答：「まったくない」66.7%，「あまりない」18.8%，
　　　「ときどきある」14.2%，「よくある」3.3%

質問：⑧子育てにおいて「もう無理」「誰か助けて」と感じたことはありますか？
　　　□まったくない　　□あまりない　　□ときどきある　　□よくある
回答：「まったくない」67.7%，「あまりない」18.5%，
　　　「ときどきある」13.5%，「よくある」3.3%

解説

　この時期は妊娠・出産による急激なホルモンバランスの変化，授乳による睡眠不足，家事や仕事，金銭の不安などによって，保育者（特に母親）はストレスを抱えやすい状態です．近年では核家族化・都市化が進行し，さらに新型コロナウイルス感染症の流行のため社会生活が制限されたりしたことで育児の孤立を感じる母親は増加傾向にあります．赤ちゃんが泣き止まない，夜寝ないなどで思いどおりにならない，きょうだいのお世話や家事で夫婦の時間・自分の時間がとれないなどの身体的・精神的疲弊となる原因はさまざまです．家庭における親子の関係性の構築が，発達に課題のある子どもの予後にも大きく関わってくるので，子どもの診察に加えて，生活習慣の定着や育児者の身体的・精神的疲弊に注意が払われているか，家族の関係性に問題はないかについて，問診で把握することが重要となります．問診票で「いらいらする」「助けてほしい」と答えた保育者には，そのよ

うに思うことは当たり前で，育児は大変な仕事でがんばっている証拠であること，育児をがんばりすぎているかもしれないということを伝え，周りの人に頼る，リフレッシュする，家事代行や宅配などのサービスを利用することも時には必要であることを伝えます．子育てがつらいときは，家族や友人，医師，助産師，保健師に相談し，一人で抱え込まないことが大事です．地域の子育て支援サービスを利用できることも伝えるといいでしょう．なお，問診票で「いらいらする」「助けてほしい」と答えられない保育者もいることを考えておく必要があります．保育者の表情や赤ちゃんとの関わる様子を観察することもとても大切になります．

⑤ データ

　3〜5か月児健康診査は，九州にある中核市の10医療機関の協力のもと，4〜5か月児303名を対象として，「健やか子育てガイド」を用いた健診を実施しました．

 基本情報

　男女比率はほぼ同等で，第1子42.6％，第2子35.9％と大半を占め，母親・父親は30代が多くを占めていました．

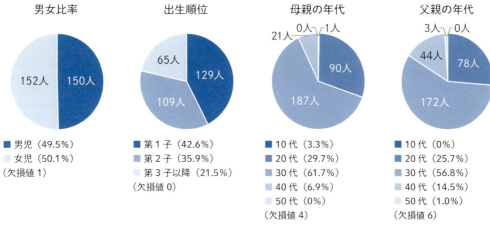

男女比率

- 男児（49.5％）
- 女児（50.1％）
- （欠損値1）

出生順位

- 第1子（42.6％）
- 第2子（35.9％）
- 第3子以降（21.5％）
- （欠損値0）

母親の年代

- 10代（3.3％）
- 20代（29.7％）
- 30代（61.7％）
- 40代（6.9％）
- 50代（0％）
- （欠損値4）

父親の年代

- 10代（0％）
- 20代（25.7％）
- 30代（56.8％）
- 40代（14.5％）
- 50代（1.0％）
- （欠損値6）

栄養について

　完全母乳は44.2％，混合栄養は31.0％であり，合わせると75.2％が母乳育児としており，母乳育児への意欲が高いことがわかりました．この時期の授乳間隔は4〜5時間が目安ですが，母乳の哺乳回数は1日6〜6.9回と目安よりも多い傾向があります．体重増加がよければ次第にまとめて哺乳できるようになることを伝えて安心してもらい，母親の疲労が強ければミルクの追加などを助言しましょう．

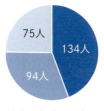

栄養について

- 完全母乳（44.2％）
- 混合栄養（31.0％）
- 粉ミルクのみ（24.8％）
- （欠損値0）

哺乳・授乳回数（平均）

母乳	粉ミルク	粉ミルク1回あたりの量
1日6〜6.9回	1日3〜3.9回	150〜199 mL

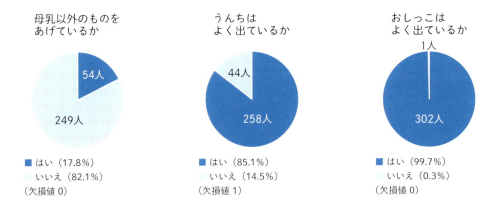

母乳以外のものを
あげているか

54人
249人

■ はい （17.8%）
　 いいえ （82.1%）
（欠損値 0）

うんちは
よく出ているか

44人
258人

■ はい （85.1%）
　 いいえ （14.5%）
（欠損値 1）

おしっこは
よく出ているか

1人
302人

■ はい （99.7%）
　 いいえ （0.3%）
（欠損値 0）

 ## 1日の行動と睡眠について

　授乳やお風呂の時間，寝かせる時間が決まっていると答えたのは，それぞれ94.3%，95.4%でした．外気浴を98.7%が取り入れ，保育者は生活リズムを整えるよう配慮していることがわかります．91.8%は夜中に授乳しており，11.2%は睡眠について困っている，と回答しています．夜中の授乳，赤ちゃんが寝てくれないことで保育者のいらいらやストレスが大きくなります．寝かしつけの助言を行い，いずれ夜泣きはなくなることを伝え，保育者は周りの人の協力を得ながら，ゆったりとした気持ちでいることが大事であると説明します．

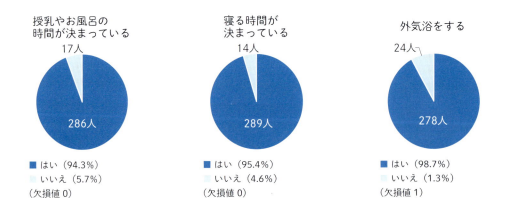

授乳やお風呂の
時間が決まっている

17人
286人

■ はい （94.3%）
　 いいえ （5.7%）
（欠損値 0）

寝る時間が
決まっている

14人
289人

■ はい （95.4%）
　 いいえ （4.6%）
（欠損値 0）

外気浴をする

24人
278人

■ はい （98.7%）
　 いいえ （1.3%）
（欠損値 1）

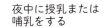

夜中に授乳または哺乳をする

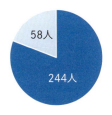

■ はい（91.8％）
■ いいえ（8.2％）
（欠損値 1）

睡眠について困っている

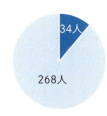

■ はい（11.2％）
■ いいえ（88.4％）
（欠損値 1）

 遊び・メディアについて

　100％の保育者が赤ちゃんに話しかけ，90％を超える保育者が歌を歌い，70％を超える保育者が絵本を読んでいることがわかります．しかし，赤ちゃんがメディアを観ることが「ときどきある」47.5％，「いつもある」12.5％，と約60％が4か月ころからメディアを遊びとして利用していることもわかりました．大人が娯楽でメディアを利用することが「ときどきある」「いつもある」は合わせて94.7％とメディアの利用が日常に浸透し，保育中にメディアを利用することが「ときどきある」「いつもある」は合わせて70.9％と子どもとの関わりのなかでもメディアを利用することが浸透しており，子どもは乳児期早期からメディアに触れていることがわかります．

子どもに語りかける

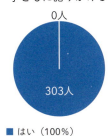

■ はい（100％）
■ いいえ（0％）
（欠損値 0）

子どもに歌う

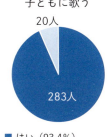

■ はい（93.4％）
■ いいえ（6.6％）
（欠損値 0）

子どもに絵本を読む

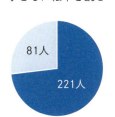

■ はい（72.9％）
■ いいえ（26.7％）
（欠損値 1）

子どもが DVD，動画を
観ることがある

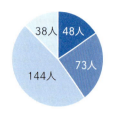

- ■ まったくない（15.8%）
- ■ ほとんどない（24.1%）
- ■ ときどきある（47.5%）
- いつもある（12.5%）
- （欠損値 0）

親が娯楽でメディア（TV,
タブレット，スマートフォン，
PC）を利用する

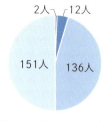

- ■ まったくない（0.7%）
- ■ ほとんどない（4.0%）
- ■ ときどきある（44.9%）
- いつもある（49.8%）
- （欠損値 2）

親が育児中にメディア（TV,
タブレット，スマートフォン，
PC）を利用する

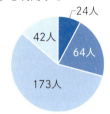

- ■ まったくない（7.9%）
- ■ ほとんどない（21.1%）
- ■ ときどきある（57.0%）
- いつもある（13.9%）
- （欠損値 0）

 ## 歯のケアについて

　親が定期的に歯科検診を受けていると答えたのは 56.7%，子どもの歯のケアを知っていると答えたのは 64% と，歯のケアについて理解は低いことがわかります．生まれてすぐの乳児の口の中は無菌の状態で，授乳後の口の中は唾液がきれいにしてくれます．乳歯萌出に向けて，スキンシップの一環として口腔周囲や歯肉を触ることで口周りの過敏をとり，触られることに慣れておくとよいでしょう．同時に，齲歯予防のため，保育者の歯のケアが大切であることを伝えます．

親が定期的に歯科検診を
受けている

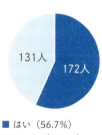

- ■ はい（56.7%）
- いいえ（43.2%）
- （欠損値 0）

子どもの歯のケアを
知っている

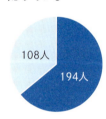

- ■ はい（64.0%）
- いいえ（35.6%）
- （欠損値 1）

安全について

　おもちゃが安全か確認している，過ごす場所が安全か確認していると答えたのは99.3％，97.7％と大半を占めているのに対して，子どもが寝ている場所がベビーベッドまたは赤ちゃん布団以外と答えたのは半数を超え，安全についての知識が十分でないことが危惧されます．

おもちゃが安全か
確認している

2人

301人

■ はい（99.3％）
■ いいえ（0.7％）
（欠損値 0）

過ごす場所が安全か
確認している

7人

296人

■ はい（97.7％）
■ いいえ（2.3％）
（欠損値 0）

子どもが寝ている場所（複数回答可）

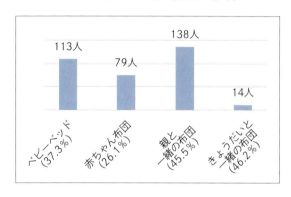

113人　ベビーベッド（37.3％）
79人　赤ちゃん布団（26.1％）
138人　親と一緒の布団（45.5％）
14人　きょうだいと一緒の布団（46.2％）

子どもをおんぶまたは
抱っこで自転車に乗る

3人

207人

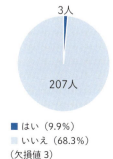

■ はい（9.9％）
■ いいえ（68.3％）
（欠損値 3）

チャイルドシートを
後部座席に設置している

5人

281人

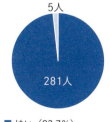

■ はい（92.7％）
■ いいえ（1.6％）
（欠損値 17）

大人が常にシートベルトを
している

3人

282人

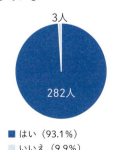

■ はい（93.1％）
■ いいえ（9.9％）
（欠損値 18）

おうちについて

　子どものお世話をしている人は99.3%が母親で，94.1%が保育施設は利用しておらず，母親と自宅で過ごす時間が大半であることがわかります．保育者の72.3%は自分の時間をもつことができないと回答し，自分一人で子育てしていると感じるのは6.3%，いらいらする，どなる，「もう無理」「助けてほしい」と感じるのは「ときどきある」「よくある」を合わせるとそれぞれ17.5%，7.6%，16.8%であり，保育者の精神的疲弊が起きやすい時期であることがわかります．また，子育ての情報源についてネット・SNSと回答したのは96%にのぼります．

子どもの世話をしている人（複数回答可）

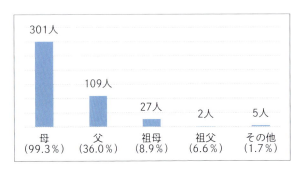

世話をしている人は1年以内に
復職する予定がある

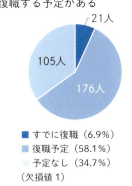

保育施設を
利用している

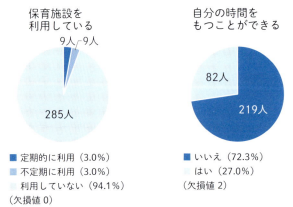

自分の時間を
もつことができる

自分一人で子育て
していると感じる

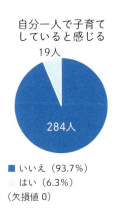

子どもにいらいら
することがあるか

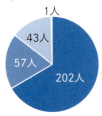

1人
43人
57人
202人

■ まったくない（66.7%）
■ あまりない（18.8%）
■ ときどきある（14.2%）
■ よくある（0.3%）
（欠損値 0）

子どもにどなる
ことがあるか

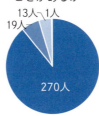

13人 1人
19人
270人

■ まったくない（89.1%）
■ あまりない（6.3%）
■ ときどきある（4.3%）
■ よくある（0.3%）
（欠損値 0）

子育て中に「もう無理」
「助けてほしい」と感じるか

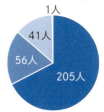

1人
41人
56人
205人

■ まったくない（67.7%）
■ あまりない（18.5%）
■ ときどきある（13.5%）
■ よくある（0.3%）
（欠損値 0）

子育てに必要な
金銭的心配がある

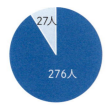

27人
276人

■ いいえ（91.1%）
■ はい（8.9%）
（欠損値 0）

子どもが大人の暴力
（言葉の暴力を含む）
を見ることがあるか

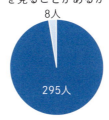

8人
295人

■ はい（97.4%）
■ いいえ（2.6%）
（欠損値 0）

同居の家族に電子タバコを
吸う人はいるか

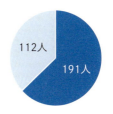

112人
191人

■ はい（63.0%）
■ いいえ（37.0%）
（欠損値 0）

子育ての情報源は何か（複数回答可）

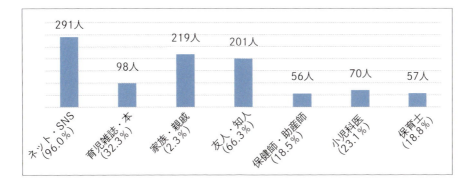

291人
98人
219人
201人
56人
70人
57人

ネット・SNS
（96.0%）
育児雑誌・本
（32.3%）
家族・親戚
（2.3%）
友人・知人
（66.3%）
保健師・助産師
（18.5%）
小児科医
（23.1%）
保育士
（18.8%）

分析結果

　　問診票から得られたデータをもとに，メディア使用が子どもの生活に及ぼす影響ならびに子どもの行動が親子の関係性に及ぼす影響について以下の3つの仮説を立てて，多変量ロジスティック回帰分析を行いました．

　　仮説Ⅰ．メディア使用と子どもの生活習慣には関連がある

　　仮説Ⅱ．メディア使用と育児困難感には関連がある

　　仮説Ⅲ．子どもの生活リズムの不規則さは親のいらいらや怒りを誘発し，育児困難感を
　　　　　　増大させる

a．仮説Ⅰ「メディア使用と子どもの生活習慣には関連がある」の検証

　　生活習慣に関する項目として寝かせる時間が決まっている，睡眠について困っている，育児行動として子どもに語りかける，歌を歌う，絵本を読む，の有無を目的変数として，保護者が娯楽でメディア（TV，DVD，動画）を観る頻度および子どもの世話をしているときにメディアを利用する頻度を説明変数として，解析を行いました．頻度はそれぞれ，まったくない，ほとんどない，ときどきある，いつもある，の4群に分け，まったくない場合とのオッズ比を算出しました．交絡要因は子どもの性別，同胞の有無（第1子，第2子，第3子以降），母親の年代，父親の年代，経済的困窮，家庭内暴力としました．

　　保護者のメディア使用の状況と子どもの生活習慣や育児行動に関連するものはなく，この月齢の乳児では仮説は成立しませんでした．

目的変数	説明変数	目的変数の回答 Yes /説明変数の各回答	オッズ比	95%信頼区間		p 値
寝かせる時間	TV，動画視聴（まったくない）	45 / 47	---	---	---	---
	TV，動画視聴（ほとんどない）	69 / 72	0.85	0.12	5.97	0.87
	TV，動画視聴（ときどき）	131 / 138	0.85	0.16	4.57	0.85
	TV，動画視聴（いつも）	36 / 37	2.4	0.19	29.73	0.49
睡眠での問題	TV，動画視聴（まったくない）	6 / 47	---	---	---	---
	TV，動画視聴（ほとんどない）	6 / 72	0.66	0.18	2.41	0.53
	TV，動画視聴（ときどき）	16 / 138	0.68	0.23	2.03	0.49
	TV，動画視聴（いつも）	4 / 37	0.59	0.12	2.13	0.35
睡眠での問題	育児中のメディア利用（まったくない）	2 / 23	---	---	---	---
	育児中のメディア利用（ほとんどない）	6 / 63	1.43	0.23	8.78	0.7
	育児中のメディア利用（ときどき）	18 / 167	1.36	0.26	7.05	0.72
	育児中のメディア利用（いつも）	6 / 41	1.61	0.26	9.77	0.61
絵本を読む	TV，動画視聴（まったくない）	33 / 47	---	---	---	---
	TV，動画視聴（ほとんどない）	53 / 72	1.38	0.58	3.26	0.46
	TV，動画視聴（ときどき）	105 / 138	1.39	0.64	3.01	0.41
	TV，動画視聴（いつも）	24 / 37	0.69	0.26	1.87	0.47

つづく

絵本を読む	育児中のメディア利用（まったくない）	18 / 23	---	---	---	---
	育児中のメディア利用（ほとんどない）	46 / 63	0.67	0.18	1.91	0.37
	育児中のメディア利用（ときどき）	121 / 167	0.72	0.23	2.01	0.48
	育児中のメディア利用（いつも）	30 / 41	0.72	0.2	2.53	0.61

b．仮説Ⅱ「メディア使用と育児困難感には関連がある」の検証

　　いらいらすることがあるか，どなることがあるか，および子育てにおいて「もう無理」「誰か助けて」と感じるという育児支援希求を目的変数とし，保護者のメディア利用状況（娯楽でメディアを観る頻度，子どもの世話をしているときにメディアを利用する頻度）を説明変数として，解析を行ったところ，関連するものはありませんでした．

　　以上のことから，この月齢の乳児では保護者のメディア使用の状況と育児困難感が関連するという仮説は成立しませんでした．

目的変数	説明変数	目的変数の回答 Yes / 説明変数の各回答	オッズ比	95%信頼区間		p 値
育児支援希求	TV，動画視聴（まったくない）	4 / 47	---	---	---	---
	TV，動画視聴（ほとんどない）	10 / 72	1.54	0.44	5.39	0.5
	TV，動画視聴（ときどき）	22 / 138	2.3	0.72	7.28	0.16
	TV，動画視聴（いつも）	4 / 37	1.61	0.35	7.35	0.54
育児支援希求	育児中のメディア利用（まったくない）	1 / 23	---	---	---	---
	育児中のメディア利用（ほとんどない）	10 / 63	3.76	0.44	32.31	0.23
	育児中のメディア利用（ときどき）	21 / 167	2.87	0.36	23.17	0.32
	育児中のメディア利用（いつも）	8 / 41	5.33	0.6	46.97	0.13

c．仮説Ⅲ「子どもの生活リズムの不規則さは親のいらいらや怒りを誘発し，育児困難感を増大させる」の検証

　　いらいらすることがあるか，どなることがあるか，および子育てにおいて「もう無理」「誰か助けて」と感じるという育児支援希求を目的変数とし，睡眠の問題の有無を説明変数として，解析を行ったところ，子育てにおいて「もう無理」「誰か助けて」と感じる育児支援希求と睡眠の問題があることに関連がありました．

　　以上のことから，子どもの睡眠の問題は親の育児支援希求を増大させるという仮説が成立することが示されました．

目的変数	説明変数	目的変数の回答 Yes / 説明変数の各回答	オッズ比	95%信頼区間		p 値
育児支援希求	睡眠での問題（ない）	29 / 262	---	---	---	---
	睡眠での問題（ある）	11 / 32	5.12	1.96	13.4	0.009

❻　事　例

事例1 　4か月の女児．頻回の母乳栄養を続けている事例

既往　第2子．母36歳時妊娠，妊娠中の異常はありませんでした．妊娠38週5日 2,514 g，胎児機能不全のため緊急帝王切開で出生しています．仮死，黄疸増強はありませんでした．3生日 2,384 g，母乳分泌良好で5生日 2,428 g，8生日 2,548 g と体重増加し退院となりました．母乳栄養のみで大丈夫，と助産師から指導を受けました．

発育　完全母乳栄養で，1か月健診（30生日）では体重 3,502 g と + 43 g/day の増加がありました．2か月 4,504 g（ + 33 g/day），3か月 5,250 g（ + 25 g/day）．1日の授乳回数は 6〜7回，夜間は1回授乳．人工ミルクは外出時のみ与えていました．4か月健診時は体重 5,640 g（ + 13 g/day），身長 59.6 cm，頭囲 39.5 cm．排便 1〜2回，排尿 6〜7回です．3か月以降の体重増加が緩慢であり，母親は心配しています．

運動　理学的所見は特に問題はありません．定頸，寝返りを獲得しており，足を盛んに動かし左右に振る，腹臥位では顔を挙上し，手と足を床から離してバランスをとる姿勢がみられます．近くにある玩具をつかみ，両手で持ち，口に入れます．

精神　追視，固視，あーうーなどの発声があります．家庭では機嫌よく遊ぶ時間が増え，夜中は一度授乳を必要としますが，まとめて 5〜6時間眠れるようになってきていました．母親を見ると笑う，抱っこされると泣き止みます．

社会　主な保育者は母親で，父親は育児に協力的です．第1子は7歳と年齢が離れており，児をあやす，抱っこするなど，可愛がる様子もあります．母親は母乳が足りているか心配が強く，母乳で育てるべきだと思っています．苛立ちなどの育児支援希求はありません．

対応　4か月児の発育として体重は正常範囲で，活気もあり，運動・精神発達は順調でした．しかし，3か月以降は + 13 g/day と体重増加はやや緩慢となっており，授乳状況を確認したところ，1日の授乳回数は 7〜8回とやや多く，授乳時間は片方1回15分ずつ，授乳後の不機嫌は認めませんでしたが，3時間前後で啼泣し空腹を訴えていました．母乳不足を考え，粉ミルクを1日 1〜2回追加することを助言したところ，母親はメディアなどの情報でなるべく母乳で育てたいと考えていることがわかりました．母乳・ミルクどちらの場合でも，赤ちゃんの目を見る，微笑む，話しかける

などを行うことで愛情が育まれることを説明しました．ミルクを追加する方針となり，2週間後に再来とし，体重増加 + 20 g/day を確認し，その後も混合栄養を継続しています．

解説

　体重増加は生後3か月までは + 30 g/day ですが，以降は + 10 g/day 程度と緩慢になります．体重増加が緩慢な場合，便秘や下痢・嘔吐症状，呼吸障害，その他の身体症状の有無，栄養の内容，授乳時間，睡眠・機嫌などを総合的に判断する必要があります．同時に，母親の体調や表情も確認します．本事例では，身体合併症を疑う所見はなく，母親に疲れや苛立ちの様子はなく，家族の協力もあり，愛情深く育てている様子がありました．児は空腹時にしっかりと啼泣し，運動や精神，社会性の発達は良好であること，身体発育も標準内であることを説明しました．

　厚生労働省は2015年（平成27年）に生後1か月を完全母乳で過ごした割合が半数を超えたと発表しました（図3）．妊娠中に母乳で育てたいと思っている妊婦の割合は90%を超えています（図4）．今回の問診票でも母乳育児が70%を超え，母乳育児への意識の高さを認めます．栄養について，母親によっては，メディア・SNSなどの情報から母乳育児を選択し，ミルクを与えることへ罪悪感を感じ，頻回の授乳をしている人もいます．母乳栄養は消化吸収・栄養バランスの面で最も良い栄養法であることは間違いありません．しかし，母乳・ミルクどちらの場合でも，授乳の際の母親のゆったりとした気持ちや温もりが子どもとの愛着形成には欠かせません．本事例では，体重増加についてアセスメントを行い，母親の意思を尊重しながら栄養方法を助言しました．

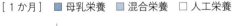

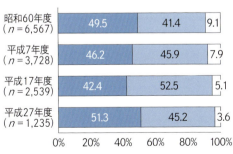
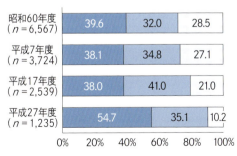

図3　授乳期の栄養方法（1か月，3か月）の推移

回答者：昭和60年度・平成7年度・平成17年度 0〜4歳児の保護者，平成27年度 0〜2歳児の保護者．
〔厚生労働省：平成27年度 乳幼児栄養調査結果の概要.〕

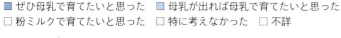

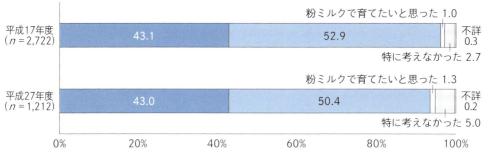

図4　母乳育児に関する妊娠中の考え

回答者：平成17年度0〜4歳児の保護者, 平成27年度0〜2歳児の保護者.
平成27年度は, 回答者が母親の場合のみ集計.
〔厚生労働省：平成27年度 乳幼児栄養調査結果の概要.〕

| 事例2 | 4か月の男児. 夜寝ない, 日中の寝つきが悪い事例 |

既往　第1子. 母28歳時妊娠, 妊娠中の異常はありませんでした. 妊娠38週5日2,562 g, 経腟分娩で出生. 仮死, 黄疸増強はありませんでした. 3生日2,510 g, 母乳分泌良好で5生日2,555 gと体重増加し退院となりました.

発育　完全母乳栄養, 2週間健診 (13生日) で体重2,970 g, 1か月健診 (36生日) では体重4,220 gと退院時よりも＋54 g/dayの増加があります. 2か月5,635 g (＋47 g/day), 3か月6,325 g (＋23 g/day). 1日の授乳回数は6〜7回, 夜間は1〜2回の授乳をしています. 哺乳瓶は嫌がって少量しか飲みません. 4か月健診時は体重6,704 g (＋13 g/day), 身長61.5 cm, 頭囲42.0 cm. 排便1〜2回, 排尿6〜7回でした.

運動　理学的所見は特に問題はありません. 定頸を獲得しており, 足を盛んに動かし左右に振る, 腹臥位では顔を挙上し, 顔を左右に振り周囲を見ます. 近くにある玩具をつかみ, 両手で持ち, 口に入れます.

精神　追視, 固視, あーうーなどの発声あり. 母親と目が合うと声を出して笑い, 機嫌よく遊ぶ時間が増えてきました. メリーなどのおもちゃを見て喜び, つかもうとします.

生活　朝は8時ころ起床し, 日中は外気浴や床遊びをして過ごします. お昼寝は午前午後2時間ずつ2回です. 母親の腕の中では眠りますが, ベビーベッドに置くと泣いて起きます. 抱っこすると泣き止み, 腕の中で眠ります. 父親の帰宅が遅く, 就寝は22時ころです. 夜中はまとめて3〜4時間程度寝ますが, 1〜2回授乳を必要としています.

社会　主な保育者は母親で，父親は育児に協力的です．里帰り出産し，1か月は実家で過ごし，その後は自宅に戻っています．日中は母親と二人で過ごし，近くに母親の姉（1歳児の子どもあり）がおり，関係は良好で，サポートしてもらい相談もできる間柄です．また，母親の実家は車で1時間程度のところにあり，時々手伝いに来てくれています．母親は寝てくれないことで自身の睡眠不足があると話していました．

対応　3か月以降の体重増加はやや緩慢でしたが，4か月の発育としては標準内で，運動・精神発達は良好，日中の機嫌も良好で，母親を見て笑う様子がありました．睡眠不足による精神的疲弊も危惧されましたが，母親の表情に苛立ちや焦燥はなく，児のあやしかた，声のかけかたは愛情深く，母子の関係は良好と判断しました．

　寝つきが悪い原因として母乳不足も考えるため，授乳について確認したところ，母乳を与えた後に哺乳瓶でミルクを追加しており，その際には嫌がって飲まないということでした．そのため，1日に一度は最初にミルクを与えることを助言しました．また，就寝時間は大人に合わせており22時ころと不規則であり，規則正しい生活リズムが安定した睡眠につながることを説明しました．母親も睡眠不足であり，日中はなるべく一緒に眠り休息をとること，リフレッシュすることが必要であると伝えました．2週間後の再来時，体重は＋15 g/day増加し，1日に一度夜寝る前に哺乳瓶でミルクを飲むことができ，夜は1回しか起きなくなっていました．

解説

　生後4か月ころにはメラトニン分泌が始まり，朝の光や授乳，生活環境を手がかりに24時間周期に同調し，夜5〜6時間まとまって寝ることができるようになってきます（図5）．しかし，体内時計はまだ未熟であり，夜泣きや寝つきが悪くなることがあります．また，その他の原因として，空腹，便秘，おむつが濡れている，部屋の温度や湿度，室内の明るさなどの問題，日中のメディアの利用等があります．これらを整えたうえでもうまくいかないときには先述したように以下について助言します．

　①授乳（哺乳），昼寝，夜の睡眠のスケジュールを毎日できるだけ同じにする

　②適度な運動や外気浴をする

　③赤ちゃんが安心できる環境づくり

　問診票で睡眠について困っていると答えた割合は11.2％であり，分析結果から，睡眠での困りごとがあると，育児支援希求のオッズ比が5.12倍となるとわかっています．そのため，保育者の表情や態度，言葉がけには注意しながら健診を進めます．相手は赤ちゃんなので何をしてもうまくいかないこともあること，どうしても寝ないときにはいったん寝か

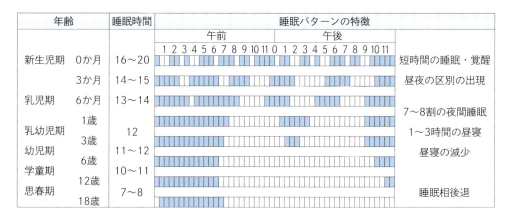

年齢		睡眠時間	睡眠パターンの特徴		
			午前 1 2 3 4 5 6 7 8 9 10 11	午後 0 1 2 3 4 5 6 7 8 9 10 11	
新生児期	0か月	16〜20			短時間の睡眠・覚醒
	3か月	14〜15			昼夜の区別の出現
乳児期	6か月	13〜14			7〜8割の夜間睡眠
	1歳				
乳幼児期	3歳	12			1〜3時間の昼寝
幼児期	6歳	11〜12			昼寝の減少
学童期	12歳	10〜11			
思春期	18歳	7〜8			睡眠相後退

図5　年齢ごとの睡眠の特徴

〔厚生労働科学研究費補助金　未就学児の睡眠・情報通信機器使用研究班（編）：未就学児の睡眠指針．愛媛大学医学部附属病院睡眠医療センター，2018．〕

せるためにがんばることをやめてゆったりとした気持ちで過ごすことなどを説明します．生活リズムが落ち着き，赤ちゃんがたっぷり眠る日は来るので，焦らず気長に赤ちゃんの成長に付き合ってあげるよう助言します．また，地域の保健センターの母子保健サービスについても案内しましょう．

事例3　4か月の男児．睡眠中に寝返りをしてうつ伏せ寝の姿勢になっている事例

既往　第3子．母39歳時妊娠，妊娠中の異常はありませんでした．妊娠38週5日2,886 g．既往帝王切開で出生しました．仮死，黄疸増強はありませんでした．3生日2,738 g，5生日2,772 g，7生日2,770 g，母乳栄養を指導され退院となっています．

発育　母乳栄養，退院後再来（24生日）で3,738 g（＋57 g/day），1か月健診（38生日）では体重4,566 gと退院時よりも＋58 g/dayの増加がありました．53生日5,218 g（＋43 g/day），1日の授乳回数は6〜7回，夜間は1回授乳しています．母乳およびミルク1日1〜2回100〜150 mLです．4か月健診時は体重6,755 g（＋22 g/day），身長61.6 cm，頭囲41.2 cm．排便1〜2回，排尿6〜7回でした．

運動　理学的所見は特に問題はありません．定頸，寝返りを獲得しており，足を盛んに動かします．腹臥位では顔を90°挙上し，顔を左右に振り周囲を見ます．近くにある玩具をつかみ，両手で持ち，口に入れます．

精神　追視，固視，あーうーなどの発声があります．母親と目が合うと口を大きく開けて笑う，機嫌よく遊ぶ時間が増えてきました．手を口に入れて遊ん

でいます．兄姉があやすと声を出して笑います．

生活 主な保育者は母親です．10歳，3歳の兄姉がいます．父親は帰宅が遅く，休日も仕事でいないことが多いですが，育児に協力的です．母親の疲弊もありません．仰向けで寝かせても寝返りをしてうつ伏せで寝ていることが多いです．睡眠はまとまっており，夜9時から朝6時の間に起きずに眠ることもあります．

対応 0歳児の事故の大半は家庭内で発生し，窒息が圧倒的に多く，特に就寝時の事故が多数起きていることを説明しました．うつ伏せ寝は睡眠中の窒息の原因となり，乳幼児突然死症候群（sudden infant death syndrome：SIDS）のリスクにもなります．SIDSのリスクを減らすために重要なのは，寝返りができるようになったら，眠り始めるときに仰向け寝の姿勢にしてあげることと，寝返りをしたときに備えて赤ちゃんの周囲に柔らかな寝具を置かないようにすることです．なお，米国小児科学会によると，赤ちゃんが仰向けからうつ伏せと，うつ伏せから仰向けのどちら側からでも自分で寝返りができるようになったら，その姿勢のままにしておいてよいといわれています[4]．健康な赤ちゃんであれば唾液や吐乳は咳をして吐き出し反射によって飲み込むことができます．

解説

2017年（平成29年）から2021年（令和3年）の5年間の子どもの不慮の事故死1,229件中，0歳は338件で，0～14歳の4分の1を占めています．0歳児の事故の大半は家庭内で発生し，窒息が圧倒的に多く，特に就寝時の窒息事故が多数起きています．窒息は不慮の事故ではなく予防可能な傷害と考え，予防することが大切です．また，SIDSは何の予兆のないまま乳幼児が死亡に至る，原因不明の病気です．2021年（令和3年）には81名の乳幼児がSIDSで死亡しており，乳児期の死亡原因の第3位となります．生後2～6か月に最も多く発症します．リスクを軽減させるためにも，うつ伏せ寝しない，暖めすぎない，妊娠中も含め喫煙しない，できるだけ母乳で育てるなどを勧めます．

✅ 文献

1) 日本小児科医会「子どもとメディア」対策委員会：「子どもとメディア」の問題に対する提言．2004年2月6日．https://www.jpa-web.org/dcms_media/other/ktmedia_teigenzenbun.pdf（2025年3月5日閲覧）
2) 厚生労働省：平成27年度 乳幼児栄養調査結果の概要．https://www.mhlw.go.jp/file/06-Seisakujouhou-11900000-Koyoukintoujidoukateikyoku/0000134460.pdf（2025年3月5日閲覧）
3) 厚生労働科学研究費補助金 未就学児の睡眠・情報通信機器使用研究班（編）：未就学児の睡眠指針．愛媛大学医学部附属病院睡眠医療センター，2018．
4) Moon RY, Carlin RF, Hand I; TASK FORCE ON SUDDEN INFANT DEATH SYNDROME AND THE COMMITTEE ON FETUS AND NEWBORN: Sleep-Related Infant Deaths: Updated 2022 Recommendations for Reducing Infant Deaths in the Sleep Environment. Pediatrics 2022; 150(1): e2022057990.

Column 🖋

地域資源との連携のとり方

　健診において，支援が必要であると判定された子どもおよび保護者に対して，必要な支援に円滑につなげられるよう，地域全体でフォローアップ体制の整備が重要となります．医師の診察の結果，要経過観察，要紹介と判断された対象者については，関係機関等と連携して医療や療育などの必要な支援につなげます．要経過観察の場合，子育て相談，栄養相談，療育相談，心理発達相談，教育相談などの専門相談を紹介するとよいでしょう．専門相談に携わる具体的な職種の例として，保健師，保育士，管理栄養士，児童発達支援センターの相談員，言語聴覚士，作業療法士，心理担当職員などがあげられます．

　児童発達支援センターは，地域における障害児支援の中核的役割を担うことが明確化され，障害児への専門性に基づく発達支援・家族支援機能だけでなく，地域の発達支援に関する入口としての相談機能をもちます．健診などで子どもの発達の課題に気づいた段階で保護者の不安を受け止める相談機能をもち，乳幼児健診等の担当部署と定期的に情報共有し，必要に応じて支援につなげる健診のフォローアップ体制を担います．

　また，児童相談所は，市町村と適切な役割分担・連携を図りつつ，児童に関するさまざまな問題について家庭などから相談を受け，子どもが有する問題または子どもの真のニーズ，子どもの置かれた環境の状況等を的確に捉え，個々の子どもや家庭に最も効果的な援助を行うことができます．保育所等に通所していて集団生活に支援が必要な子どもには，保育所等訪問支援や巡回支援専門員を活用することで"障害が気になる段階"から支援を行うための体制整備を図り，発達障害児等の支援の充実，家族への支援を行うことができます．必要に応じて「加配保育士」をつけてもらい，保育所での生活をより充実したものにすることも行われています．

　保健・医療・福祉・教育がそれぞれの専門性をもって「子どもと家族の支援」という共通事項でつながり，必要な情報共有や子どもの特性や行動の理解，支援方法を橋渡しすることで切れ目のない支援を実現することができます．

第 3 章

9～10か月児健康診査

第**3**章

9〜10か月児健康診査

① 概　要

9〜10か月児の全体像

a．身体発育

　身体発育は，体重はおおよそ9 kg前後で，身長は72 cm前後です．乳児前半に比べると身長・体重の増加は緩やかで，1日の体重増加は5〜10 g程度になります．体格は良好であっても成長曲線で増加速度を確認し，減少や停滞していないかを確認します．歯の萌出は2〜8本と個人差が大きいため，少なくても気にすることなく，歯の数に関係なく歯みがきを開始します．

b．運動面の発達

　運動面の発達は，座位が安定し，ハイハイからつかまり立ちへ移行する時期で，手先も器用になり，親指と人さし指で小さいものをつまむことができるようになります．

c．精神面の発達

　精神面の発達は，表情も豊かになってきており，いろいろなものに興味をもち，人の動作を真似たり，「いけません」と言うと手を引っ込めるなど，大人の言うことが少しわかるようになり，声や身振りで意思表示ができるようになります．また，「ママママ」「パパパ」「ダダダ」などの意味のない喃語や発声が活発となり，人見知りや後追いなどの社会性の発達もみられます．保護者を安全基地として探索行動が始まり，いったん保護者から離れても心配になると保護者のもとに戻り安心するという愛着関係がさらに形成されていきます．この時期に保護者，特に母親のみを噛むという行動がみられることがあり保護者を困惑させますが，一時的なもので自然に消失します．

d．生　活

　生活では，食事は離乳食後期となり，回数は1日3回となり，大人と同じ食べ物を食べる機会が増え，母乳あるいはミルクは1日2〜4回になります．手づかみ食べが始まり，自分で食べようとする行動がみられるようになります．食べたり食べないなどのムラがでて

きても，無理やり食べさせたりはせず，一定の時間で切り上げます．日中の食事がしっかりとれていれば夜中の授乳・哺乳は必要ありませんが，夜間の授乳が続いていても無理にやめる必要はありません．また，睡眠が昼と夜の規則性や睡眠時間などが一定になってきて，午前寝がほとんどなくなり，午睡をまとまってとるようになります．ただし，この時期にそれまで夜通し眠れていた子どもが起きるようにもなります．

　遊びは，探索行動が始まるため，一人で遊ぶ時間もみられるようになりますが，大人が一緒に身体を動かす遊びをしたり，本を読んであげたり，歌ったり，手遊びをしたり，一緒に見ているもの・していることをおしゃべりして気持ちを表す言葉かけをするなど，大人が関わって遊ぶようにします．言語や社会性を育むためにテレビや動画の視聴は避け，タブレットやスマートフォンを与えないようにし，特に食事中や就寝前のメディア視聴はしないようにします．

9〜10か月児の特徴

- ☐　お座りができる
- ☐　つかまり立ちをする
- ☐　ハイハイをする
- ☐　バイバイ，バンザイなどをしてみせると，その真似をする
- ☐　落とした物を探す
- ☐　「いけません」と言うと，ちょっと手を引っ込めて顔を見る
- ☐　後追い動作や人見知りがみられる
- ☐　ちょうだいをすると渡す真似をする
- ☐　「ママ」「ダダダ」などの声を発する
- ☐　泣いていても，抱っこすると泣き止む

留意事項

　心理・社会的な要因として家庭における関係性の構築がその後の子どもの成長にも大きく関わってきます．子どもの診察に加えて問診によって収集した情報が，その後の指導や方向づけにおいて重要となるため，生活習慣の定着や事故予防に注意が払われているか，家族の関係性に問題はないか，それぞれ問診で把握することが重要となります．

　安全面について，乳児型から幼児型に向かい始める大きな変化がある時期ですが，個人差も大きいときです．運動発達ではつかまり立ちを始めたころは転倒しやすいなど，保護者には行動範囲が広がり事故の頻度が上昇することを助言しておきます．たとえば，おもちゃの部品や大人の薬，ボタン電池などの誤飲，大人のベッドやソファ・椅子からの転落，電化製品での火傷，浴室での溺水など，昨日までできなかった行動が翌日には可能になっていることを念頭に，早め早めの安全対策をとるようにしてもらいます．また，外出する機会も多くなることから，抱っこ紐，自転車や自動車の利用方法についても助言しておく必要があります．子どもの行動について，診察室で観察できる範囲でとどめずに，ふだん

どのような環境で生活しているのかを想像することが大切です.

　子育てについて，保護者には子育てがつらくなったときに相談できる人や手伝ってくれる人が身近にいるか，また，公的なサービスの利用状況などを確認しておきます. 子育てにいらいらしたり，怒ったり，感情的になりそうなときの対応方法も助言しておき，不適切な養育を予防します. 特に子どもがどうしても泣き止まないときや，きょうだいが一緒に手がかかる状況になったときの対策が重要です. 地域を担当する保健センターなどの窓口を紹介するのにとどめず，保健師や心理士などの担当者を紹介できるようにしておくとよいでしょう.

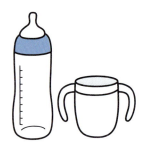

第3章

9〜10か月児健康診査

❷ 問診票

健やか子育て問診票 9～10か月児版

1．栄養について		
① 母乳や粉ミルクをあげていますか？	☐ 母乳 1日（　　　）回	☐ 粉ミルク 1日（　　　）回
② 離乳食は何回食べますか？	☐ 1日3回 ☐ 1日2回	☐ 1日1回 ☐ あげていない
③ 食事や授乳・哺乳の時間を決めていますか？	☐ はい	☐ いいえ
④ 現在の食事の形態を選んでください．	☐ 歯茎でつぶせる硬さ ☐ 舌でつぶせる硬さ	☐ ほぼ大人と同じ ☐ どろどろ，ペースト状
⑤ お子さんが食べている食材を選んでください． （あてはまるものすべてにチェック）	☐ 炭水化物 ☐ 肉類 ☐ 果物	☐ 野菜 ☐ 大豆製品 ☐ 乳製品
⑥ 手づかみ食べをしますか？	☐ はい	☐ いいえ
⑦ コップで飲む練習をしていますか？	☐ はい	☐ いいえ
⑧ お子さんは食事中にテレビや動画を観ますか？	☐ まったくない ☐ ほとんどない	☐ ときどきある ☐ いつもある
⑨ 食事について心配なことはありますか？	☐ いいえ	☐ はい（　　　　　　　）
⑩ うんちについて心配なことはありますか？	☐ はい	☐ いいえ

2．睡眠について		
① 昼寝，風呂，夜寝る時間はだいたい決まっていますか？	☐ はい	☐ いいえ
② 夜寝てから朝起きるまでに，授乳・哺乳を3回以上することはありますか？ （寝る直前と朝起きてすぐの授乳は除く）	☐ いいえ	☐ はい
③ 寝る直前にテレビや動画を観ますか？	☐ いいえ	☐ はい
④ 睡眠について困っていることはありますか？	☐ いいえ	☐ はい

3．遊び，メディアについて		
① お子さんの好きな遊びはなんですか？　（　　　　　　　　　　　　　　　　）		
② お子さんは散歩や外遊びをしますか？	☐ はい	☐ いいえ
③ お子さんに絵本を読みますか？	☐ はい	☐ いいえ
④ 声や仕草からお子さんの気持ちがわかりますか？	☐ はい	☐ いいえ
⑤ お子さんはテレビ，DVD，ビデオ，動画を観ることがありますか？	☐ まったくない ☐ ほとんどない	☐ ときどきある ☐ いつもある

4．歯のケアについて		
① お子さんの歯みがきをしていますか？	☐ はい	☐ いいえ
② 大人や年上のきょうだいと食器を共有することはありますか？	☐ いいえ	☐ はい

5. 安全について

① お子さんのおもちゃが安全かを確認していますか？	□ はい	□ いいえ
② お子さんが過ごす場所・部屋が安全かを確認していますか？	□ はい	□ いいえ
③ おうちの中の, お子さんにとって安全でない場所（台所や浴室等）に, お子さんが入れないように工夫していますか？	□ はい	□ いいえ
④【自転車に乗る方へ】お子さんを抱っこまたはおんぶした状態で, 自転車に乗ることはありますか？	□ いいえ	□ はい
⑤【自動車に乗る方へ】自動車のチャイルドシートは, 後部座席に, 後ろ向きに設置されていますか？	□ はい	□ いいえ

6. おうちについて

① お子さんの世話を主にしている大人は誰ですか？	□ 母　　□ 父 □ 祖母　□ 祖父　□ その他（　　　　　　）	
②「自分ひとりだけで子育てをしている」と感じますか？	□ いいえ	□ はい
③ 地域の子育てサークルや子育て支援センターを知っていますか？	□ はい	□ いいえ
④ お子さんの「しつけ」について家族のなかで話し合っていますか？	□ はい	□ いいえ
⑤ お子さんに対して, いらいらすることはありますか？	□ まったくない □ あまりない	□ ときどきある □ よくある
⑥ お子さんに対して, どなることはありますか？	□ まったくない □ あまりない	□ ときどきある □ よくある
⑦ 子育てにおいて「もう無理」「誰か助けて」と感じたことはありますか？	□ まったくない □ あまりない	□ ときどきある □ よくある
⑧ 子育てに必要な物, 衣類, 食料を買う際, 金銭的な心配はありますか？	□ いいえ	□ はい
⑨ お子さんが大人の暴力（言葉の暴力を含む）を見る（聞く）ことはありますか？	□ いいえ	□ はい
⑩ 同居のご家族内にタバコ・電子タバコを吸う人はいますか？	□ いいえ	□ はい

7. 発達について

① お座り, ハイハイなどお子さんの運動発達について心配がありますか？	□ いいえ	□ はい
② お子さんはバイバイ, バンザイなどのまねをしますか？	□ はい	□ いいえ
③ 泣いていても, 抱っこをすると泣き止みますか？	□ はい	□ いいえ
④ 大人が対応に困るほどの「不機嫌」はありますか？	□ いいえ	□ はい

③　ガイド

健やか子育てガイド 9〜10か月児版

1．栄養について	対応質問番号
1）1日2〜3回の食事と，食欲の妨げにならないタイミングでの授乳・哺乳をしましょう．	①〜③
2）いろいろな食感の食材をあげましょう．ただし，窒息しないようにつぶす・こす・小さくし，食事中は必ず大人が見守りましょう．	④
3）新しい食材は少量ずつあげましょう．嫌がってもあきらめずに，また別の日に試しましょう．「はちみつ」はまだあげてはいけません．	⑤⑨
4）大人と同じ食べ物を食べる機会が増えます．大人もバランスの良い食事をとりましょう．	⑤
5）食べ物を拒否した場合，少しずつお皿に出すことを何度も試し，すぐにあきらめないようにしましょう．無理やり食べさせること，叱りつけることはしてはいけません．	⑤⑨
6）手づかみ食べは発達にとってよいことです．大人が「全部食べさせる」のではなく，お子さんが自分で食べようとする機会を与えましょう．コップで飲む練習を少しずつ始めましょう．	⑥⑦
7）テレビや動画を観ながら食事をするのは避けましょう．赤ちゃんは，大人の声や表情を見ながら食べることで，食事に集中し，食べる楽しみを感じることができます．	⑧
8）食べる食材が増え，便が硬くなることがあります．野菜，果物，水分をよくとりましょう．便が硬すぎる・なかなか出ないときは医師にご相談ください．	⑩

2．睡眠について	対応質問番号
1）1日のスケジュールをできるだけ同じにすると，夜の睡眠リズムがつきやすくなります．	①
2）9か月ころには，それまで夜通し眠れていた子でも夜中に起きるようになることがあります．夜中に起きてしまった場合はお子さんの様子・安全を確認し，もう一度眠り直せるように，背中をトントン叩いたり抱っこしたりして，落ち着かせてあげましょう．	②
3）日中の食事がしっかりとれていれば，夜中の授乳・哺乳は必要ありません．	②
4）夜寝る前は，毎日決まった行動（薄暗くして子守歌を歌う，一緒に本を読む，など）をしましょう．	①
5）良い眠りの妨げとなるので，メディア（テレビ，動画，タブレット）は避けましょう．	③

3．遊び，メディアについて	対応質問番号
1）お子さんと一緒に体を動かす遊びをしましょう．	②
2）言葉の発達を促すため，本を読んだり，歌ったり，一緒に見ているもの・していることについておしゃべりをしましょう．気持ちを表す言葉がけをしましょう．	③
3）この時期には声や身振りで意思表示ができるようになります．お子さんの気持ちを読み取って，お子さんがコミュニケーションをしようとする努力に応えてあげましょう．	④
4）言葉や社会性を健やかに育むため，テレビや動画は避け，タブレットやスマートフォンは与えません．大人のメディア（テレビや動画，インターネット）の使い方はお子さんに大きく影響します．お子さんといるときはテレビ，タブレット，スマートフォンの使用は控えましょう．	⑤

4．歯のケアについて	対応質問番号
1）生えている歯の数が少なくても，歯みがきをしましょう．虫歯の原因となるばい菌が移るので，大人や年上のきょうだいと食器（ストロー，スプーン，コップなど）を共有しないようにしましょう．	①②
2）かかりつけの歯医者さんを決め，虫歯予防のために定期的に通いましょう．	②

5．安全について	対応質問番号
1）おもちゃの部品や大人の薬，ボタン電池，小さなマグネットなどは特に注意しましょう．	①〜③
2）移動をすることや小さなものをつかむことがどんどん得意になります．安全でない場所には柵（ベビーゲート）をし，お子さんの周りには小さなものがないようにしましょう．	②③
3）ベビーベッドの柵が今の身長に対してじゅうぶんに高さがあるかを確認しましょう．乗り越えてしまいそうな高さの場合は，ベッド柵を調整しましょう．	③
4）【自転車に乗る方へ】自転車のチャイルドシートは一般的には1歳以上で使用できます．1歳未満での使用は危険です．大人が抱っこ・おんぶして自転車に乗ることも危険です．	④
5）【自動車に乗る方へ】 • チャイルドシートは後部座席に設置しましょう．頭と首を守るため，シートに記載されている最高身長・最大体重に達するまでは後ろ向きにします． • 赤ちゃんを車に乗せたまま，大人が車を離れることは絶対にしてはいけません． • 大人が安全運転の習慣を．シートベルトを常時着用し，飲酒運転・ながら運転はしません．	⑤

6．子育てについて	対応質問番号
1）「子どもを育てる」のはとても大切で，とても大変な仕事です．休みのない「親業」をがんばっているご自身を誇りに思ってください．	①⑦
2）パートナーや家族はもちろん，友人に頼む，育児支援サービスの利用をするなどして，赤ちゃんのケアを手伝ってもらいましょう．自分自身のための時間をつくりましょう．	②③
3）子育てがつらいときは，家族や友人，小児科医に相談しましょう．地域の子育て支援サービスもご利用ください． 【復職・復学（就労・就学）を予定している場合】お住まいの地域の保育園や保育・託児サービスについて調べましょう．病児保育（体調不良のときの保育）の情報も忘れずに確認しましょう．	②③⑦
4）しつけとは，保護者が「適切な行動を教える」ことで「ダメな行動を罰する」ことではありません． 例：×「立っちゃダメ！」（大声で叱る）　○「座ろうね」（静かに伝え抱っこし座らせる）	④
5）9〜10か月の赤ちゃんは，ルールを学んだり覚えたりすることはできず，「その行動がダメな理由」を大人が説明しても理解できません．安全に関わる行動にだけ，はっきりと「ダメ」と伝えましょう． 例：熱いストーブに触りそうになる→「ダメ，熱い，触らない」と伝える	④
6）よいとする行動，ダメとする行動をあらかじめ家族で相談しましょう．お子さんが混乱しないよう，お子さんに関わる大人が「常に同じ態度をとる」ことが大切です．	④
7）お子さんにいらいらしたり怒ったりしてしまうのは一生懸命にお子さんに向き合っている証拠です．感情的になりそうなときはお子さんを安全な場所（ベビーベッドやサークル内など）に置き，短時間部屋から出る（廊下やトイレへ行く），家族や友人に電話する，などしてみましょう．	⑤〜⑦
8）いかなる理由があっても家庭内暴力は犯罪です．がまんせずに相談してください． 　内閣府相談窓口　0120-279-889　　警察相談専用電話　#9110	⑨
9）タバコ・電子タバコの受動喫煙は心臓や肺の病気が起こるリスクを高めます．家族に喫煙者がいる場合は禁煙を強くお勧めします．喫煙する人がいる場所に赤ちゃんを連れて行くことはやめましょう．	⑩

第3章　9〜10か月児健康診査

❹ 解　説

　令和5年度こども家庭科学研究費補助金等 成育疾患克服等次世代育成基盤研究事業 身体的・精神的・社会的（biopsychosocial）に乳幼児・学童・思春期の健やかな成長・発達をポピュレーションアプローチで切れ目なく支援するための社会実装化研究（研究代表者 永光信一郎）, 個別の乳幼児健診における保健指導の充実に関する研究（分担研究者 小枝達也）で作成された「健やか子育てガイド」に記されたデータを示しながら, 解説します.

 問診票項目　1. 栄養について

　質問：⑥手づかみ食べをしますか？
　　　　□はい　　□いいえ
　回答：「はい」67.0%,「いいえ」33.0%

解説

　手づかみ食べは9か月ころから始まり, スプーンやフォークなどの道具を使って食べられるようになるまでみられます. 手の微細運動がハサミ持ちからピンチへと発達してくるからです. 手づかみ食べは, 自分で食べるという意志を育てる大切な行為です. また, 食べ物を触り, 硬さや柔らかさなどのさまざまな触感を体験し, 食べることへの興味や関心が引き出されていきます. ただし, この時期は食べ物を落としたり, 食べ物をぐしゃぐしゃにして遊ぶ行為もみられ, 手づかみ食べは保護者にとってストレスになることもあります. そのようなときには, 食べ物を目の前から離して手づかみ食べをいったん中止して, 好ましくない行為を続けさせないようにします. また, 手づかみ食べで汚してしまうことで手づかみ食べを躊躇しているときには, 手づかみ食べの必要性を情報提供し, その対策を一緒に考えてあげるとよいでしょう.

　質問：⑨食事について心配なことはありますか？
　　　　□いいえ　　　□はい（　　　　　　　　）
　回答：「いいえ」67.6%,「はい」32.4%

解説

　この時期の食事についての心配の一つがむら食いです. 非常によく食べるときもあれば, ほとんど食べないときもあります. それは, 空腹の状況, 体調, 食べ物の形態など, さまざまな要因があると思われます. また, いつも好んで食べていたものを突然食べなくなったりもします. そのときは, 無理強いすることなく, 子どもの様子に合わせます. そして, 子どもが欲しがるときに欲しがるままに与えたり, 保護者が食べさせたい量を食べ

るまで時間をかけるのではなく，20 〜 30分を目安に切り上げます．1週間に一定程度食べていたら心配はありません．この時期の心配に，丸飲みがあります．離乳食中期の舌と上顎で押しつぶすことから，離乳食後期の歯茎でつぶして食べることに移行しますが，この際に丸飲みを覚えることがあります．その原因として早く食べさせていないかを確認します．丸飲みは後で直そうとしても難しいため，この時期から注意します．対策として，ゆっくりと食べさせることや，食べ物を口腔内の頬側に置いてあげると歯茎でつぶす機会が増えます．

 問診票項目　2．睡眠について

> 質問：②夜寝てから朝起きるまでに，授乳・哺乳を3回以上することはありますか？
> 　　　　（寝る直前と朝起きてすぐの授乳は除く）
> 　　　　□いいえ　　□はい
> 回答：「いいえ」74.1%，「はい」25.9%

解説

　　出生後から睡眠覚醒のリズムは刻々と変化し，1日の睡眠時間は，生後6〜8か月以降は 13 〜 14時間になり，睡眠の持続時間も1回の睡眠が夜は8〜9時間となり，昼の睡眠が昼寝となります．生後からレム睡眠（動睡眠）・ノンレム睡眠（静睡眠）も変化し，生後9か月に成人の睡眠構築に近づきます．夜泣きは，個人差はありますが，平均して生後6か月前後に始まり，1歳半前後でおさまるとされ，早いと生後3〜4か月ころから始まり，生後8〜10か月ころがピークです．夜泣きしたときに慌てて授乳したり抱き上げたりせずに，まずは背中をトントンしたりして自分で眠れるように少し見守ってもいいかもしれません．1歳を過ぎると夜間の授乳は連続した睡眠の妨げになるということを情報提供しておきます．睡眠について困っている割合は30.2%あり，3〜5か月児の11.2%よりも大きく増加していることから，寝かしつけが大変であることが窺われました．睡眠の問題は親のいらいらと関係しており，育児に余裕がもてる手立てを一緒に考えるなど，寄り添うようにします．

問診票項目　3．遊び，メディアについて

　質問：⑤お子さんはテレビ，DVD，ビデオ，動画を観ることがありますか？
　　　　　□まったくない　　□ほとんどない　　□ときどきある　　□いつもある
　回答：「まったくない」5.0％，「ほとんどない」15.1％，
　　　　「ときどきある」56.0％，「いつもある」23.9％

　解説

　「ときどきある」「いつもある」は79.9％で，3～5か月児と比較すると「まったくない」が減少し，「いつもある」が増加しており，メディア視聴が次第に増えてきています．1歳6か月児は「まったくない」0.9％，「いつもある」54.0％と，メディア視聴が大きく増加していること（第4章 参照）から，この9～10か月児からメディアの利用方法について助言しておく必要があります．そこで，9～10か月児によく取り組んでいる散歩や外遊び，絵本読みなどを継続してもらい，言葉や社会性を健やかに育むためにテレビ・動画の視聴を避け，タブレットやスマートフォンは与えないようにしてもらいます．大人のメディアの使い方は子どもに大きく影響することから，子どもといるときはテレビ，タブレット，スマートフォンの使用は避けるように伝えておきます．

 ## 問診票項目　4．歯のケアについて

　質問：①お子さんの歯みがきをしていますか？
　　　　　□はい　　□いいえ
　回答：「はい」61.0％，「いいえ」39.0％

　解説

　歯の萌出前は，歯みがきの準備として，口のまわりや口の中を触られるのに慣れてもらいます．慣れたら，口の中をきれいな指で軽く触れ，指で触られるのに慣れたら，ガーゼみがきから始め，徐々に歯ブラシに慣れさせていきます．前歯4本が生えそろうころには，ガーゼばかりでなく，歯ブラシでのケアを始めます．歯ブラシを歯に当て，軽い力で細かく動かしてみがくことが効果的です．上の前歯は唾液が届きにくいところなので，下の前歯よりも歯みがきの必要性が高くなっています．歯みがきは，親が座って，そこに子どもを仰向けに寝かせてみがく「寝かせみがき」が推奨されています．歯みがきペーストはフッ化物が配合され，むし歯予防に効果がありますが，そのほかにも種々の研磨剤や発泡剤，清涼剤などが含まれているため，うがいができるようになるまでは歯みがきペーストは使わないようにします．

問診票項目　5．安全について

質問：③おうちの中の，お子さんにとって安全でない場所（台所や浴室等）に，
　　　お子さんが入れないように工夫していますか？
　　　□はい　　□いいえ
回答：「はい」76.1％，「いいえ」23.9％

解説

　9 〜 10か月児の運動発達は，ずり這いから歩行までと個人差がありますが，どこにでも移動できるようになっています．そのため，室内で子どもにとって安全であるかは常に配慮しておく必要があります．たとえば，台所では炊飯器やポットなどが手の届くところにないかどうか，保護者が台所にいるときには熱いものの危険があるため近寄らないようにガードを取り付けているかどうか，また，浴室での溺水事故を防ぐために浴室のドアに鍵をかけられるかどうか，階段によじ登ったりしないようにガードを取り付けているかどうか，などの安全を確認します（図1）．

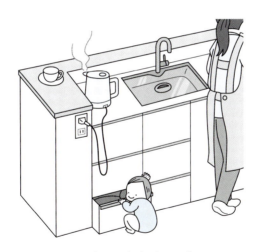

図1　台所は危険がいっぱい

第3章

9〜10か月児健康診査

問診票項目　6．おうちについて

　　質問：⑤お子さんに対して，いらいらすることはありますか？
　　　　　　□まったくない　　□あまりない　　□ときどきある　　□よくある
　　回答：「まったくない」18.4％，「あまりない」38.3％，
　　　　　「ときどきある」43.4％，「よくある」0.8％

> 解説

　　この時期に子どもに対していらいらするときは，「泣き止まないとき」「上の子どもと同時に手がかかるとき」「この子に対してではなく上の子どもにいらいらしているとき」「食べてくれないとき」「夜中に何度も起きて自分が眠れないとき」などが多く聞かれます．いらいらする状況を丁寧に聞き取り，そのときにどのような態度をとっているかを確認します．もしも，好ましくない態度をとっていたら改善策を提示します．たとえば，感情的になりそうなときは子どもを安全な場所（ベビーサークルなど）に置き，短時間部屋から出る，家族や友だちに電話する，飲み物を飲む，などを提案します．また，上の子どもへの対応も一緒に考え，赤ちゃん返りがあればその対応を助言します．

問診票項目　7．発達について

　　質問：②お子さんはバイバイ，バンザイなどのまねをしますか？
　　　　　　□はい　　　□いいえ
　　回答：「はい」62.9％，「いいえ」37.1％

> 解説

　　まねは言語や社会性の発達に重要です．ただし，9〜10か月の時期にまねをしない子どもが40％弱います．そこで，まねをしないときは，手遊びなどを紹介して，子どもと一緒に遊んでもらいます．まだ手遊びに興味がないときには，くすぐり，たかいたかい，わらべ歌でスキンシップなどをとり，大人に向けて喜んで声を出して笑うようにします．その際，しっかり目を合わせることも大切です．1歳になったときにまねができているかどうかを確認します．まだまねができていないときは，コミュニケーションに課題がないか，医療や保健の相談につなぎます．

⑤ データ

　9〜10か月児健康診査は，東京都内の中核市の8医療機関で個別健診を受診した保護者から質問紙を回収しています．質問紙の有効回答者数は259名でした．

🐰 基本情報

　男女比率はほぼ同等，第1子と第2子が92％で，両親の年齢は30代が多くを占めていました．月齢の平均値（95％信頼区間）は10.1（10.0〜10.1）か月でした．

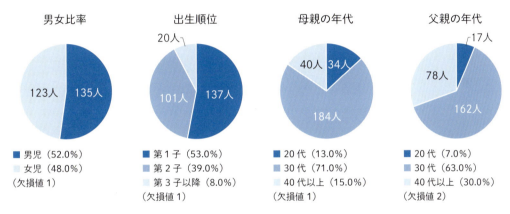

男女比率	出生順位	母親の年代	父親の年代
123人　135人	20人 101人　137人	40人 34人 184人	17人 78人 162人
■ 男児（52.0％） ■ 女児（48.0％） （欠損値1）	■ 第1子（53.0％） ■ 第2子（39.0％） ■ 第3子以降（8.0％） （欠損値1）	■ 20代（13.0％） ■ 30代（71.0％） ■ 40代以上（15.0％） （欠損値1）	■ 20代（7.0％） ■ 30代（63.0％） ■ 40代以上（30.0％） （欠損値2）

🐰 栄養と運動について

　栄養方法は，母乳，混合栄養，粉ミルクのうち，母乳が最も多いものの，それぞれ約3分の1ずつと多様でした．授乳回数の中央値は，母乳で5回，混合栄養で母乳3.5回＋粉ミルク2回，粉ミルクで4回でした．離乳食は80％以上が1日3回食で，形態も歯茎でつぶせる硬さにしており，食べている食材は80％以上が6種類でした．手づかみ食べは67.0％，コップ練習は61.5％で取り組んでいます．

　食事中のメディア視聴は「いつもある」は6.6％と少なく，このまま視聴しないよう助言しておきます．食事についての心配でよく相談されるのは「食べムラ」です．排便についての心配は便秘が多く，授乳量を確認します．

授乳方法

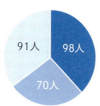

- ■ 母乳のみ（38.0％）
- ■ 両方（混合栄養）（27.0％）
- 粉ミルクのみ（35.0％）

（欠損値 0）

離乳食の回数

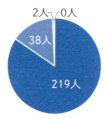

- ■ 1 日 3 回（84.6％）
- ■ 1 日 2 回（14.7％）
- ■ 1 日 1 回（0.8％）
- あげていない（0％）

（欠損値 0）

食事の形態

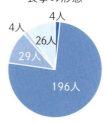

- ■ ほぼ大人と同じ（1.5％）
- ■ 歯茎でつぶせる硬さ（75.7％）
- ■ 舌でつぶせる硬さ（11.2％）
- ■ どろどろ，ペースト状（1.5％）
- 2 形態以上（10.0％）

（欠損値 0）

食べている食材数

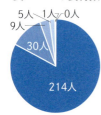

- ■ 6 種類（82.6％）
- ■ 5 種類（11.6％）
- ■ 4 種類（3.5％）
- ■ 3 種類（1.9％）
- ■ 2 種類（0.4％）
- 1 種類（0％）

（欠損値 0）

手づかみ食べ

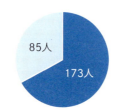

- ■ はい（67.0％）
- いいえ（33.0％）

（欠損値 1）

コップ練習

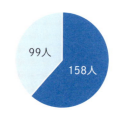

- ■ はい（61.5％）
- いいえ（38.5％）

（欠損値 2）

食事中テレビや動画

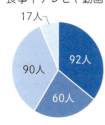

- ■ まったくない（35.5％）
- ■ ほとんどない（23.2％）
- ■ ときどきある（34.7％）
- いつもある（6.6％）

（欠損値 0）

食事についての心配

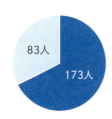

- ■ なし（67.6％）
- あり（32.4％）

（欠損値 3）

排便についての心配

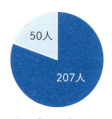

- ■ なし（80.5％）
- あり（19.5％）

（欠損値 2）

睡眠について

　1日の生活リズムは整っているものの，夜間の授乳は3回以上が25.9％であることから，睡眠の困りごとの要因との関係が考えられます．ただし，寝る直前のメディア視聴は7.8％と少なく，継続するよう助言します．

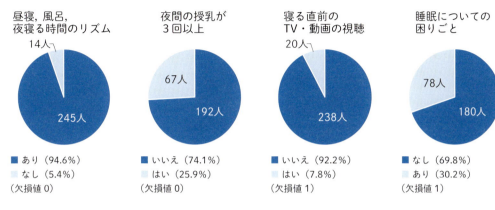

昼寝，風呂，夜寝る時間のリズム
14人
245人
■ あり（94.6％）
■ なし（5.4％）
（欠損値 0）

夜間の授乳が3回以上
67人
192人
■ いいえ（74.1％）
■ はい（25.9％）
（欠損値 0）

寝る直前のTV・動画の視聴
20人
238人
■ いいえ（92.2％）
■ はい（7.8％）
（欠損値 1）

睡眠についての困りごと
78人
180人
■ なし（69.8％）
■ あり（30.2％）
（欠損値 1）

 ## 遊び，メディアについて

　9割近くが散歩や外遊び，絵本読みの遊びを行っており，子どもの声や仕草で気持ちがわかると回答しています．子どもとの関わりが十分とれていることが窺われます．メディア視聴は「ときどき観る」56.0％と「いつも観る」23.9％を合わせると8割にのぼります．

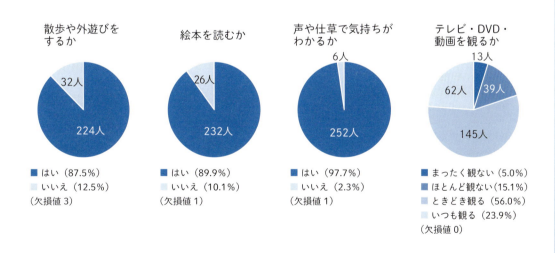

散歩や外遊びをするか
32人
224人
■ はい（87.5％）
■ いいえ（12.5％）
（欠損値 3）

絵本を読むか
26人
232人
■ はい（89.9％）
■ いいえ（10.1％）
（欠損値 1）

声や仕草で気持ちがわかるか
6人
252人
■ はい（97.7％）
■ いいえ（2.3％）
（欠損値 1）

テレビ・DVD・動画を観るか
13人
39人
62人
145人
■ まったく観ない（5.0％）
■ ほとんど観ない（15.1％）
■ ときどき観る（56.0％）
■ いつも観る（23.9％）
（欠損値 0）

歯のケアについて

　歯みがきをしているのは61.0％で，歯の萌出数に関係なく歯みがきを勧めます.

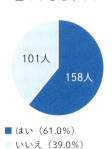

歯みがきをするか

101人　158人

■ はい（61.0%）
■ いいえ（39.0%）
（欠損値 0）

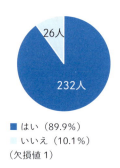

食器を共有しているか

26人　232人

■ はい（89.9%）
■ いいえ（10.1%）
（欠損値 1）

 ## 安全について

　おもちゃや部屋の安全に配慮されていますが，階段や浴室などの安全対策は76.1％にとどまっており，助言しておきます. また，チャイルドシートの着用についても83.4％であり，着用を確認しておきます.

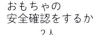

おもちゃの
安全確認をするか

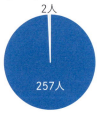

2人
257人

■ はい（99.2%）
■ いいえ（0.8%）
（欠損値 0）

場所や部屋の
安全確認をするか

0人
259人

■ はい（100%）
■ いいえ（0%）
（欠損値 0）

安全でない場所への
対策をするか

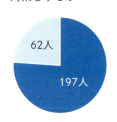

62人
197人

■ はい（76.1%）
■ いいえ（23.9%）
（欠損値 0）

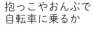

抱っこやおんぶで
自転車に乗るか

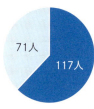

71人　117人

■ いいえ（62.2%）
■ はい（37.8%）
（欠損値 71）

チャイルドシートを
しているか

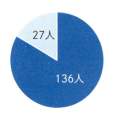

27人
136人

■ はい（83.4%）
■ いいえ（16.6%）
（欠損値 96）

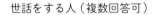 おうち（養育環境）について

　世話をしているのは，母親 99.6％，父親 52.9％，祖母 5.4％，祖父 1.5％，その他 0.4％という結果で，一人で子育てしていると感じている人が 10.2％存在しています．子どもをどなることはほとんどないものの，子どもにいらいらすることは「ときどきある」が 43.4％も占め，育児支援希求は 2 割を超えています．その際，「上の子どもと一緒に泣かれたとき」など，きょうだい同時に手がかかる状況に留意します．

　同居家族の喫煙は 20.8％であり，さらに，受動喫煙の危険性を伝えておきます．

世話をする人（複数回答可）

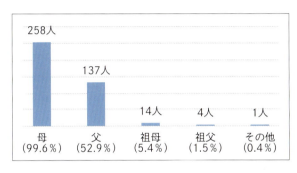

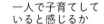

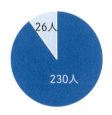

一人で子育てしていると感じるか

■ いいえ（89.8％）
■ はい（10.2％）
（欠損値 3）

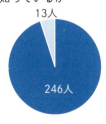

地域の子育てサークルを知っているか

■ はい（94.9％）
■ いいえ（5.1％）
（欠損値 0）

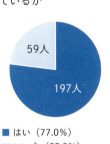

家族でのしつけの話し合いをしているか

■ はい（77.0％）
■ いいえ（23.0％）
（欠損値 3）

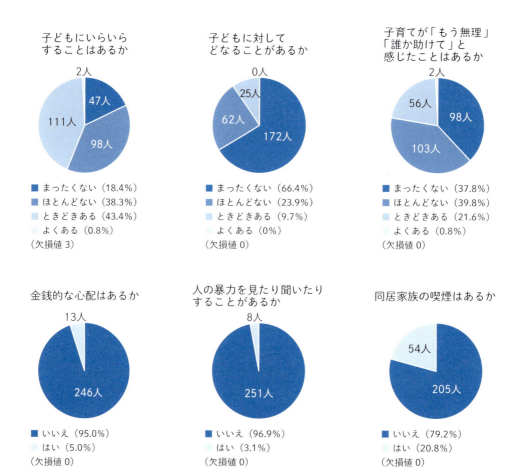

 発達について

　運動発達の心配があると回答した人は8.9％ですが，言語発達に関係する「バイバイ」「バンザイ」などのまねをしないと回答した人は37.1％で，まねを促すことを勧めておきます．

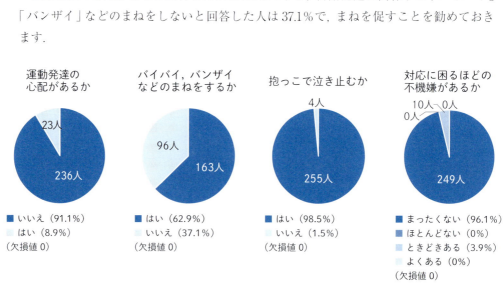

分析結果

問診票から得られたデータをもとに，メディア使用が子どもの生活に及ぼす影響ならびに子どもの行動が親子の関係性に及ぼす影響について以下の3つの仮説を立てて，多変量ロジスティック回帰分析を行いました．

仮説Ⅰ．メディア使用と子どもの生活習慣には関連がある

仮説Ⅱ．メディア使用と親のいらいらなどには関連がある

仮説Ⅲ．子どもの睡眠上の課題や発達上の課題は，親のいらいらや怒りを誘発し，育児困難感を増大させる

a．仮説Ⅰ「メディア使用と子どもの生活習慣には関連がある」の検証

データから，TV，DVD，ビデオなどのメディアを「まったく観ない」と「ほとんど観ない」と合わせて20.1％と低率で，高率に電子メディアが日常生活で使用されていることが示されました．また，寝る直前のTVや動画視聴をする割合が7.8％であり，すでに乳児期から寝かしつけのためにTVや動画が使用されていることが窺われました．睡眠についての困りごとが30.2％であることも示されました．夜泣きや夜の寝かしつけで困っている家族が少なくないようです．こうした困りごとが，寝る直前のTVや動画の視聴につながる懸念があります．

多変量ロジスティック解析の結果，ほとんどのメディア使用と生活習慣には関連がありませんでしたが，いつも食事中にTVや動画を視聴していると，絵本を読んでやることが有意に少ない（オッズ比0.23）ことが示されました．

以上のことから，メディア使用と子どもの生活習慣には多くの事項では明らかな関連があるとはいえませんでしたが，限定的に絵本を読み聞かせることが減ることもあるため，保健指導においては「健やか子育てガイド」を用いて，メディアの使用が子どもの発達に及ぼす影響を具体的に説明することが，この時期の乳児の健全な発達や生活習慣の確立を促すことに役立つと考えられます．

目的変数	説明変数	目的変数の回答 Yes／説明変数の各回答	オッズ比	95％信頼区間		*p* 値
子どもに絵本を読む	DVD，動画視聴（まったくない）	11／13	---	---	---	---
	DVD，動画視聴（ほとんどない）	29／38	0.70	0.12	4.12	0.69
	DVD，動画視聴（ときどき）	133／141	1.10	0.36	3.34	0.16
	DVD，動画視聴（いつも）	55／62	0.23	0.05	0.99	0.89
子どもに絵本を読む	食事中のTV，動画視聴（まったくない）	84／92	---	---	---	---
	食事中のTV，動画視聴（ほとんどない）	52／59	0.73	0.24	2.17	0.57
	食事中のTV，動画視聴（ときどき）	79／86	1.10	0.36	3.34	0.87
	食事中のTV，動画視聴（いつも）	13／17	0.23	0.05	0.99	0.05

つづく

子どもに絵本を読む	寝る直前のTV，動画視聴（ない）	210 / 234	---	---	---	---
	寝る直前のTV，動画視聴（ある）	18 / 20	1.02	0.20	5.13	0.982
昼寝，入浴，就寝時間が一定	DVD，動画視聴（まったくない）	1 / 2	---	---	---	---
	DVD，動画視聴（ほとんどない）	0 / 5	2.38	0.11	50	0.58
	DVD，動画視聴（ときどき）	42 / 258	2.08	0.04	6.24	0.57
	DVD，動画視聴（いつも）	212 / 924	1.54	0.05	8.39	0.74
昼寝，入浴，就寝時間が一定	食事中のTV，動画視聴（まったくない）	87 / 92	---	---	---	---
	食事中のTV，動画視聴（ほとんどない）	57 / 59	1.65	0.29	9.30	0.57
	食事中のTV，動画視聴（ときどき）	81 / 86	1.09	0.27	4.44	0.91
	食事中のTV，動画視聴（いつも）	15 / 17	0.55	0.08	3.68	0.53
昼寝，入浴，就寝時間が一定	寝る直前のTV，動画視聴（ない）	221 / 234	---	---	---	---
	寝る直前のTV，動画視聴（ある）	19 / 20	2.45	0.23	26.72	0.462
睡眠の困りごと	DVD，動画視聴（まったくない）	2 / 13	---	---	---	---
	DVD，動画視聴（ほとんどない）	16 / 38	4.38	0.74	25.89	0.103
	DVD，動画視聴（ときどき）	36 / 141	2.13	0.39	11.60	0.381
	DVD，動画視聴（いつも）	25 / 62	3.66	0.64	20.84	0.144
睡眠の困りごと	食事中のTV，動画視聴（まったくない）	23 / 92	---	---	---	---
	食事中のTV，動画視聴（ほとんどない）	22 / 59	1.80	0.87	3.74	0.116
	食事中のTV，動画視聴（ときどき）	29 / 86	1.50	0.76	2.97	0.247
	食事中のTV，動画視聴（いつも）	5 / 17	1.17	0.35	3.88	0.796
睡眠の困りごと	寝る直前のTV，動画視聴（ない）	69 / 234	---	---	---	---
	寝る直前のTV，動画視聴（ある）	10 / 20	2.36	0.90	6.21	0.083

b．仮説Ⅱ「メディア使用と親のいらいらなどには関連がある」の検証

　養育困難感に関する質問では，43.4％がいらいらすることがときどきある，9.7％がどなることがときどきある，22.4％がもう無理と思うことがある，と回答していました．メディア使用の状況とこうした養育困難感との関連について，多変量ロジスティック回帰分析の結果，メディア使用のほとんどの項目ではいらいらやどなる，育児支援希求を強めるといった関連があるとはいえないという結果でした．

　食事中のTVや動画視聴がほとんどないと回答した親は，まったくないと回答した親よりも育児支援希求が高い（オッズ比2.25）という結果でした．しかし，ときどきやいつも観ると回答した親では，特に有意に高いという結果ではありませんでした．こうした一貫した結果が得られていない場合には，収集したデータの数の影響や何らかの偏りがあった可能性があります．現段階では食事中のTVや動画視聴が育児支援希求を高める要因になっているという判断はできません．保健指導においても慎重に取り扱ってください．

目的変数	説明変数	目的変数の回答 Yes / 説明変数の各回答	オッズ比	95%信頼区間		p 値
親がいらいら	DVD，動画視聴（まったくない）	3 / 13	---	---	---	---
	DVD，動画視聴（ほとんどない）	10 / 38	1.14	0.25	5.31	0.87
	DVD，動画視聴（ときどき）	65 / 141	3.24	0.81	12.99	0.1
	DVD，動画視聴（いつも）	32 / 62	3.94	0.92	16.91	0.07
親がいらいら	食事中の TV，動画視聴（まったくない）	39 / 92	---	---	---	---
	食事中の TV，動画視聴（ほとんどない）	26 / 59	1.05	0.53	2.05	0.90
	食事中の TV，動画視聴（ときどき）	35 / 86	0.91	0.49	1.68	0.75
	食事中の TV，動画視聴（いつも）	10 / 17	1.83	0.62	5.43	0.28
親がいらいら	寝る直前の TV，動画視聴（ない）	100 / 234	---	---	---	---
	寝る直前の TV，動画視聴（ある）	10 / 20	1.20	0.47	3.11	0.70
育児支援希求	DVD，動画視聴（まったくない）	3 / 13	---	---	---	---
	DVD，動画視聴（ほとんどない）	8 / 38	0.88	0.19	4.14	0.87
	DVD，動画視聴（ときどき）	27 / 141	0.85	0.21	3.44	0.82
	DVD，動画視聴（いつも）	19 / 62	1.70	0.39	7.36	0.48
育児支援希求	食事中の TV，動画視聴（まったくない）	14 / 92	---	---	---	---
	食事中の TV，動画視聴（ほとんどない）	17 / 59	2.25	1.00	5.07	0.047
	食事中の TV，動画視聴（ときどき）	22 / 86	1.95	0.91	4.21	0.09
	食事中の TV，動画視聴（いつも）	4 / 17	1.90	0.52	6.95	0.33
育児支援希求	寝る直前の TV，動画視聴（ない）	5 / 234	---	---	---	---
	寝る直前の TV，動画視聴（ある）	6 / 20	1.63	0.57	4.61	0.36

第3章

9〜10か月児健康診査

c．仮説Ⅲ「子どもの睡眠上の課題や発達上の課題は，親のいらいらや怒りを誘発し，育児困難感を増大させる」の検証

子どもの睡眠や発達の課題および育てにくさと親の養育困難感の関連性について分析しました．

多変量ロジスティック回帰分析の結果，親のいらいらと睡眠の困りごとには有意な関連があり，睡眠の困りごとがない場合よりもある場合には，オッズ比 2.51 で親のいらいらが多いという結果となりました．

親が困るほどの不機嫌と，親のいらいらやどなる行動には関連は認められませんでしたが，育児は「もう無理」「誰か助けて」という育児支援希求は，オッズ比 4.68 で有意に高くなっていました．

運動発達の遅れや模倣行動の遅れ，抱っこしても泣き止まないという子どもの状態と育児困難感には関連があるとはいえませんでした．

以上のことから，この時期の乳児では，親の育児困難感は子どもの発達の課題というよりは，睡眠上の困りごとや子どもの不機嫌さと関連があることが窺われます．

9〜10か月児の保健指導においては，子どもの発達の課題よりも，睡眠上の困りごとの有無や不機嫌の有無を聞いて，親の育児困難に気づくことが重要であると考えられます．

目的変数	説明変数	目的変数の回答 Yes /説明変数の各回答	オッズ比	95％信頼区間		p 値
親がいらいら	睡眠に関する困りごと（ない） 睡眠に関する困りごと（ある）	64 / 175 46 / 79	--- 2.51	--- 1.42	--- 4.43	--- 0.002
親がいらいら	運動発達の遅れ（ない） 運動発達の遅れ（ある）	102 / 231 8 / 23	--- 0.73	--- 0.28	--- 1.86	--- 0.50
親がいらいら	バイバイなどの模倣行動（ない） バイバイなどの模倣行動（ある）	45 / 96 65 / 158	--- 0.80	--- 0.46	--- 1.38	--- 0.42
親がいらいら	抱っこで泣き止む（ない） 抱っこで泣き止む（ある）	4 / 4 106 / 250	--- 0.77	--- 0.46	--- 1.31	--- 0.98
親がいらいら	困るほどの不機嫌（ない） 困るほどの不機嫌（ある）	104 / 245 6 / 9	--- 0.75	--- 0.44	--- 1.27	--- 0.24
親がどなる	睡眠に関する困りごと（ない） 睡眠に関する困りごと（ある）	17 / 175 8 / 79	--- 1.03	--- 0.38	--- 2.78	--- 0.96
親がどなる	運動発達の遅れ（ない） 運動発達の遅れ（ある）	24 / 231 1 / 23	--- 0.39	--- 0.14	--- 1.09	--- 0.77
親がどなる	バイバイなどの模倣行動（ない） バイバイなどの模倣行動（ある）	9 / 96 16 / 158	--- 0.31	--- 0.13	--- 1.03	--- 0.60
親がどなる	抱っこで泣き止む（ない） 抱っこで泣き止む（ある）	1 / 4 24 / 250	--- 0.38	--- 0.14	--- 1.06	--- 0.82
親がどなる	困るほどの不機嫌（ない） 困るほどの不機嫌（ある）	22 / 245 3 / 9	--- 0.42	--- 0.15	--- 1.17	--- 0.053
育児支援希求	睡眠に関する困りごと（ない） 睡眠に関する困りごと（ある）	34 / 175 23 / 79	--- 1.82	--- 0.96	--- 3.46	--- 0.07
育児支援希求	運動発達の遅れ（ない） 運動発達の遅れ（ある）	52 / 231 5 / 23	--- 1.08	--- 0.31	--- 3.16	--- 0.90
育児支援希求	バイバイなどの模倣行動（ない） バイバイなどの模倣行動（ある）	26 / 96 31 / 158	--- 0.67	--- 0.35	--- 1.26	--- 0.21
育児支援希求	抱っこで泣き止む（ない） 抱っこで泣き止む（ある）	2 / 4 55 / 250	--- 0.03	--- 3.20	--- 0.341	--- 0.70
育児支援希求	困るほどの不機嫌（ない） 困るほどの不機嫌（ある）	52 / 245 5 / 9	--- 4.68	--- 1.11	--- 19.72	--- 0.036

❻ 事 例

事例1 10か月の女児．体重増加不良が成長曲線で明らかになった事例

既往 妊娠中異常なし．在胎39週，2,746 gで出生．第1子できょうだいなし．3
〜4か月児健診では特に問題なし．7か月児健診時の体重は8,200 g（カ
ウプ指数17.5）で，発育・発達は順調で指摘なし．

身体 10か月児健診時の体重は8,100 g（カウプ指数16.0）と7か月児健診のとき
よりも減少．皮膚，心肺などの理学的所見は特に問題なし．運動発達は座位，
ハイハイ，つかまり立ちができ，積み木も持つことができる．体格はよく，離
乳食もよく食べることから，離乳食3回とし授乳・哺乳は中止していた．

精神 バンザイなどのまねもみられ始めている．「ママ」「ダダダ」などの喃
語もあり．人見知りがあり，泣いても保護者に抱っこされると泣き止む．

社会 生後8か月から母親の職場復帰とともに保育所に入所．主な育児は母親
で，父親も育児に協力的である．保護者の子どもに対するいらいらや育児
支援希求はない．

対応 体重減少がみられたことから，離乳・授乳状況を確認したところ，子ども
は夜泣きもなく，夜間も持続して眠ることから夜間の授乳はなかった．離
乳食をよく食べ，機嫌もよいことから，授乳を日中も完全に中止していた
ため，再開を助言した．もしも，離乳食の直後に子どもが飲もうとしない
ときには1時間ほど時間をずらして授乳してもかまわないとした．2週間
後に1日10 gの体重増加を確認し，授乳を継続してもらうこととした．

解説

乳児期の発育では，体重の減少や増加しないことはありません．体重は生後3か月まで
1日30 g増，生後6か月ころまで1日10〜20 g増，生後9か月ころから5〜10 g増が目安
で，1歳で10 kgほどになります．また，やせや肥満を評価するカウプ指数（BMI）＝｛体
重（g）／身長（cm）^{2}｝×10は15〜19が普通の体格です．カウプ指数はその時点での評
価はできますが，発育が順調であるかどうかは成長曲線で，曲線に沿っているかを評価す
る必要があります．本児も，カウプ指数だけみると16.0と問題ない体格で，成長曲線をみ
なければ体重増加不良に気づけなかった可能性があります．身長・体重を測定したときに
は必ず成長曲線を活用し，成長速度の低下が認められたときは疾病のスクリーニングや育
児過誤を含む養育環境などの総合的な判断をしていきます．

保育所では毎月身体測定を行い発育の確認をしており，その際にも成長曲線を活用し成
長速度を確認するように保健指導します．

事例2　10か月の男児．片膝立ててハイハイし，まねができない事例

既往　妊娠中異常なし．在胎38週，3,082 gで出生．第2子．3〜4か月児健診，6か月児健診は発育・発達は順調で指摘なし．

身体　健診時の理学的所見，神経学的所見は特に問題なし．運動発達はうつ伏せから座位になれる．ハイハイは可能であるが，右膝を立てて床につかず，左膝は床につけて前に進む（図2）．つかまり立ちができ，積み木も持つことができるが，食べ物を自分でつかもうとせず，手づかみ食べをせず，大人が食べさせるのを待っている．

精神　3〜4か月ころからなかなか寝ないという育てにくさがあり，10か月時も1〜2時間ごとに起きている．バンザイ，パチパチなどのまねはしない．子どもが自分の頭を壁に打ちつける行動がある．

社会　人見知りはあり，健診時もずっと泣いており，親に抱っこされても泣いている．保護者は乳児期早期から寝ないことや離乳食に食べムラがあることなど，第1子よりも手がかかることに困っている．

対応　右下肢に麻痺はなく，片膝を立ててのハイハイは問題なく，右膝を床につかせるように修正する必要はなく，つかまり立ちをしていることから，運動発達の経過観察は不要である．まねがみられないため，まねの練習を助言し（図3），1歳時にバイバイなどのまねができているかを確認する．子どもが寝ないときには保護者の生活リズムを確認し，睡眠不足で生活に支障がでている場合には小児科で漢方などの処方もありうる．子どもが食べ物を自分で持たないときは，最初の数口だけでも大人が軽く子どもの手を支えて口に運んであげるなどを試してもらう．子どもが自分の頭を壁に打ちつける行動の意味は不明であるが，好ましい行動ではないため，その際はすぐに抱き上げるなどしてやめさせていくようにする．

解説

　本児の健診では，片膝を床につけずに四つ這いすることや，まねをしないこと，乳児期よりも寝ないなどの育てにくさがあったことを確認しました．運動発達はほかの子どもと比較しやすいため，保護者は違いに気づきやすく気になりがちです．片膝を立てての四つ這いは，下肢に麻痺があるわけではなく，問題なく伝い歩きや歩行することを説明します．ただし，いざりっこ（shuffling baby）と同じく発達障害のサインである可能性があるため，注意深く成長・発達を見守ります．また，9〜10か月時にまねができない子どもは30〜40％ほど存在し，まねは言葉の準備になること（図4）を説明し，手遊びなどを紹介します．1歳時にまねができないことを確認したときは，1歳6か月児健診で言葉の遅れを指

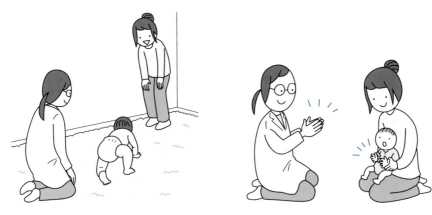

図2　片膝を立てての四つ這い　　　　図3　まねの促し方

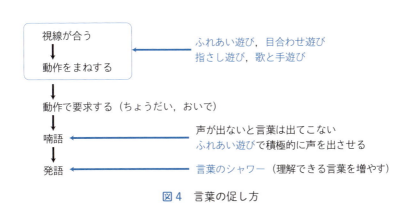

図4　言葉の促し方

表1　乳児期の「育てにくさ」

1か月	突っ張って抱きづらい，泣き止まない，寝ない
3か月	あまり泣かない，あまり笑わない，首がすわらない，体が柔らかすぎる，寝返りしない，寝ない
6か月	お座りができない，離乳食を食べてくれない，はいはいしない，夜泣き
9か月	後追いをしない，人を避ける，はいはいやつかまり立ちをしない，手がかからず育てやすい子
18か月	かんしゃくがひどい，手をつないで歩けない，母親から離れない

摘される可能性がありフォローを継続します．また，本児は乳児期早期から寝ない，離乳食を手づかみ食べしない，ずっと泣いているなどの育てにくさ（**表1**）を保護者は感じていました．育てにくさには4つの要因（**表2**）があり，子どもの要因としては発達障害があることを念頭に，今後の健診に申し送るようにします．保護者には心配がなくなるまで相談を継続することを勧めます．

表 2 「育てにくさ」の 4 つの要因

① 子どもに起因するもの
発達障害, 先天性疾患, 後天性疾患, 小児特定疾患

② 親に起因するもの
月経前緊張症, 産後うつ, マタニティーブルー,
統合失調症などの精神障害, 知的障害, 子育て経験

③ 親子関係に起因するもの
親子の相性, 多胎児

④ 親子を取り巻く環境に起因するもの
貧困, 父親・祖父母の協力, 次の子の出産, 転居

事例 3 　9 か月の男児. 子どもに対していらいらするという事例

既往　妊娠中異常なし. 在胎 37 週, 2,892 g で出生. 第 3 子. 3 〜 4 か月児健診,
6 か月児健診は発育・発達は順調で指摘なし.

身体　健診時の理学的所見, 神経学的所見は特に問題なし. 座位, ハイハイ, つ
かまり立ち可能. 指先で小さいものをつまむことができる.

精神　「ママ」「ダダダ」などの喃語あり. 人見知りがあり, 保護者に抱っこさ
れると泣き止む. 頭をイヤイヤと振るまねをする.

社会　両親は共働きで, 父親は夜遅く帰宅するため, 育児はほとんど母親一人で
行っており, 母親がいらいらするときは本児に対してではなく, きょうだ
い (2 歳, 4 歳) が同時に泣いたり, かんしゃくを起こしたり, きょうだい
げんかをするときであった. 実家は遠く, 手伝ってもらえる親類はいない.

対応　子どもの成長・発達は問題ないが, 育児をほぼ母親一人で行っている養育
環境が判明し, ヘルパーなどの社会資源を紹介した. また, 子どものかん
しゃくやパニックの最中には, 怒ったりなだめたりせずに, 収まるのを静
かに待ち, 収まる様子がないときは場所を移して切り替えを試み, 子ども
の気持ちが収まったときにはじめて声をかけることを助言した. きょう
だいげんかはどちらかに味方をするのではなく, 別室に連れていくなど,
物理的に引き離し続けさせないようにしてもらう. 母親がいらいらした
ときには, その場をいったん離れて気持ちを落ち着かせるなどの対策を一
緒に立てた.

解説

　子どもに対してのいらいらが積み重なれば, どなる, 叩くなどの虐待に移行していくこ
とが危惧されます. そのため, 早期に対応策を一緒に考えて予防します. 前述した子ども

表3　赤ちゃん返りへの対応

- 赤ちゃん返りの意味を知ってもらう
- どのようなときに赤ちゃん返りが起こるかを観察してもらう
- 赤ちゃん返りを起こす場面の予測がつけば、そのときの対応を決めて事前に回避してもらう
- 予測が困難な場合には、「〜したかったのかな」と子どもの気持ちを代弁してあげることが有効であると伝える

A（前の状況）：子「お菓子を買って」，父親「今日は買いません」
B（行動）：子どもは要求が通らないので泣く
C（結果）：買ってもらえず激しく泣くが，親は方針を変えない

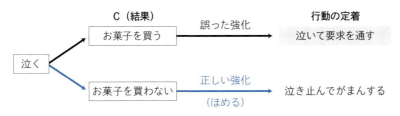

図5　ペアレント・トレーニングの一部

A：antecedent.　B：behavior.　C：consequence.

のかんしゃくやパニックの対応は，9〜10か月児だけではなく，1歳の自己主張が出始めたとき，2歳ころのイヤイヤ期，その後のわがまま，思春期の親への反抗期にも活用できます．また，本児のきょうだいの年齢から，赤ちゃん返りの可能性があれば，赤ちゃん返りへの対応（表3）についても伝え，子どもは大人しくしているときは声をかけられず，困った行動をしたときに声をかけられるとしたら，声をかけてもらいたくて困った行動を繰り返すようになることを説明します．こうした親の子どもへの対応をペアレント・トレーニング（図5）で学ぶことができ，国も親子関係形成支援事業としてペアレント・トレーニングを勧めています．乳児期，幼児期，小学校低学年にペアレント・トレーニングについて学ぶ機会があれば養育困難や虐待の予防が期待でき，地域での取り組みが広がることが望まれます．

　保護者が育児支援希求を望んでいるときには，ヘルパーの活用，一時保育やショートステイなどの地域の社会資源を紹介します．最初に利用するときはハードルが高く感じているため，手続きや初日は同行するなどの手伝いが必要かもしれません．育児支援希求を声に出して言えない保護者こそが支援を必要としています．伴走型支援を活用し，保護者を孤立させない切れ目ない支援を目指します．

Column

"大きな病院で診てもらっているから大丈夫"の落とし穴

　妊娠中や出生直後に生命に関わる病気が判明したときは，何よりも救命に努めることは医療の原点です．医療の技術の進歩によって多くの生命が助かっており，経済協力開発機構（OECD）加盟38か国で，子どもの身体的・精神的・社会的な幸福度の順位付けでは，日本は身体的には38か国中1位です．しかし，精神的には38か国中37位，社会的には38か国中27位という状況です[1]．

　大きな病院で身体的な健康が確認されることで，地域での1歳6か月児健診や3歳児健診が利用されず，精神的・社会的評価が遅れることがあります．また，保護者も身体的健康を得るまでの過程を重んじ，それまでの成育環境での経験不足を理由に精神的・社会的な遅れが認識されていないこともあります．

　そこで，すべての子どもにいつでも身体的な幸福を確認するとともに，精神的・社会的な幸福の評価と支援を忘れることなく視野に入れていく必要があります．

☑ 文献

1）UNICEF: Innocenti Report Card 16. Worlds of Influence: Understanding What Shapes Child Well-being in Rich Countries. 2020.
https://www.unicef.org/media/77571/file/Worlds-of-Influence-understanding-what-shapes-child-well-being-in-rich-countries-2020.pdf（2025年2月24日閲覧）

第4章

1歳6か月児健康診査

第4章

1歳6か月児健康診査

① 概　要

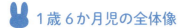 1歳6か月児の全体像

　1歳6か月の幼児は，周囲に関心をもち，親がそばにいる状況で，親から少し離れ一人で周囲の環境を探索できます．自分の欲求にこだわり，言語を理解する能力も高くなります．一方で，自分の気持ちを表現できるほどには言語能力は発達していないので，「イヤ！」「ダメ！」という反応が増えます．これまで怖がる・不機嫌になることが少なかった子どもでも，あるときは保護者にべったりする，あるときはかんしゃくを起こすなど，行動に波が現れるようになります．周囲への関心の程度や言葉の理解度から認知・社会面の発達が評価しやすくなり，自閉スペクトラム症の最初のスクリーニングが可能となる月齢です．

a．身体発育

　1歳6か月児の体重はおおよそ10 kg前後で，身長は80 cm前後です．厚生労働省の保健統計では，平均的な身長は，男児で約108 cm，女児で約107.5 cm，平均的な体重は，男児で約18 kg，女児で約17.5 kgと記載されています（平成12年乳幼児身体発育調査より）．

　頭部と身体の比率も変化します．上下肢が長くなり，頭部に比べて胴体や下肢が長くなり，スラっとした体形となっています．

b．栄養，睡眠

　1日3回の食事に2〜3回の補食が理想的です．好き嫌いがはっきりしてくる時期であり，新しい食べ物や不慣れな食べ物を警戒することがあります．この時期には大人とほぼ同じものを取り分けて（必要に応じて形状を変えて）与える家庭が多くなります．そのため，大人がバリエーションに富んだ栄養価の食材を摂るよう意識することが大切となります．食事が楽しい日課となるよう家族で楽しく食事をすることを心がけるとよいでしょう．

　睡眠では，合計の睡眠時間は平均で11〜13時間です．昼寝は2時間くらいです．昼寝回数は1〜2回程度に減ってきます．夜間の中途覚醒が多い時期でもあり，いわゆる夜泣きに悩む保護者も少なくありません．

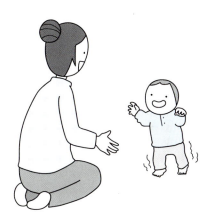

図1　歩き始めはバランスをとる

c．運動発達

　　ほとんどの1歳6か月児は自力での歩行が可能です．そのため，1歳6か月児健診では，未歩行の場合にスクリーニングの対象となり，運動発達の異常が疑われます．

　　歩き始めのころは，腕を頭から肩の位置まで高く上げてバランスをとります（図1）．歩行が上達すると，肘の位置まで手を上げてバランスをとって歩くようになります．なかには，両手を下げた状態で歩くほど歩行がうまい子どももいます．その場合でも両手を前後に振ることはありません．足と手が左右交互に前後した歩行ができるのは3歳ころです．

　　手の使い方では，母指と示指で引っ張ったり，ひねったりすることができます．スプーンを握って食事をするようになりますが，まだ手の甲を上に向けた握り方です．

d．言語発達

　　ほとんどの1歳6か月児では有意味語を話すことができます．そのため，1歳6か月児健診では，有意味語が2つ以下の場合にスクリーニングの対象となり，言語発達遅滞が疑われます．言語発達遅滞は知的障害の前駆状態の場合があります．

e．認知発達

　　多くの1歳6か月児は身体部位の指さしができます．目，口，耳などの顔の部位や頭，手，足，おへそなどの身体のさまざまな部位も，「おめめはどこ？」と問われると目を指で指し示すことができます．絵本のイヌ，ネコ，ゾウなどの動物やバナナ，ブドウなどの果物も区別して指さしをします．

f．社会性の発達

　　いわゆる母子分離がはじまる時期です．そのため，一人で歩けるようになっても，抱っこをせがむ，親の姿が見えないとすぐに探して泣く，母親がトイレに行くと出てくるまで

ドアの近くで泣いている，食事も気ままで，一人で食べるときもあれば，食べさせてとせがんだり，食べ物で遊び始めたりといったことがみられます．

g．遊びの発達

簡単な見立て遊びができる年齢です．絵本のバナナを取ったふりをして，子どもの口に持っていくと，口を大きく開けて食べるふりをします．「ママにも食べさせて」と言うと，絵本のバナナを取って，口まで持ってきて食べさせるふりをすることができます．おもちゃのコップで飲むふり，乾杯のまねごとなどもできるようになります．このように，大人との日常生活の出来事をままごとの世界で再現して遊ぶようになります．

1歳6か月児の特徴
- □ 走る
- □ 階段を歩いて上る
- □ 2～3個の積み木を積む
- □ 殴り書きの真似をする
- □ あまりこぼさずにスプーンとコップを使う
- □ 有意味語を6つ話す
- □ からだの部分を一つ指し示せる
- □ 人形やぬいぐるみで簡単なままごとをする

留意事項

食事・睡眠・遊び方を問い，子どもの気質に対する理解を深めるとともに，発達特性の有無を評価します．食事・睡眠・遊び方などに養育環境がそれまで以上に大きく影響し始める時期であり，保護者の健康状態や生活習慣を確認します．

第4章

1歳6か月児健康診査

② 問診票

健やか子育て問診票1歳6か月児版

1．栄養について		
① 現在の食事の形態を選んでください．	□ ほぼ大人と同じ（薄味，小さくほぐす，も含む）	□ 舌でつぶせる硬さ □ どろどろ，ペースト状
② 食事は何回とりますか？	食事1日（　　）回	補食1日（　　）回
③ 食べている食材を選んでください． （あてはまるものすべてにチェック）	□ 炭水化物（米，パン，麺など） □ 肉類 □ 果物	□ 野菜（根菜類，緑黄・葉物野菜など） □ 大豆製品（豆腐，納豆など） □ 乳製品（牛乳，ヨーグルト，チーズなど）
④ 母乳や粉ミルクをあげていますか？	□いいえ　□母乳1日（　）回　□粉ミルク1日（　）回	
⑤ 手や食器を使って自分で食べますか？	□はい	□いいえ
⑥ テレビや動画を観ながら食事することはありますか？	□まったくない □ほとんどない	□ときどきある □いつもある
⑦ 食事・栄養について相談したいことはありますか？	□ない	□ある（　　　　　　）

2．うんちやおしっこについて		
① うんちはよく出ていますか？	□はい	□いいえ
② おしっこはよく出ていますか？	□はい	□いいえ
③ トイレトレーニングを早く始めなければと思いますか？	□いいえ	□はい
④【始めている方のみ】トイレトレーニングについて相談したいことはありますか？	□ない	□ある（　　　　　　）

3．遊びや行動について		
① お子さんの好きな遊びはなんですか？　（　　　　　　　　　　　　　　　　　　　　　　　）		
② お子さんは，おままごとやお人形遊びをしますか？	□はい	□いいえ
③ お子さんは，おもちゃの用途にあった遊び方をしますか？ 　例：車のおもちゃ → 走らせる，コップのおもちゃ → 飲む真似をする，お人形 → 抱っこする	□はい	□いいえ
④ お子さんは，からだを動かす遊びをしますか？	□はい	□いいえ
⑤ お父さん・お母さん・きょうだいと一緒に遊びますか？	□はい	□いいえ
⑥ お子さんに絵本を読みますか？	□はい	□いいえ
⑦ お子さんは，テレビ，DVD，動画を観ることはありますか？	□まったく観ない □ほとんど観ない	□ときどき観る □いつも観る
⑧ お子さんは，スマートフォンやタブレットでアプリやゲームをすることはありますか？	□まったくない □ほとんどない	□ときどきある □いつもする
⑨ 大人が対応に困るほどの「かんしゃく」はありますか？	□いいえ	□はい
→「はい」の方：どう対応していますか？　（　　　　　　　　　　　　　　　　　　　　　　）		
⑩ お子さんが，人を叩く・ひっかく・噛みつくことはありますか？	□いいえ	□はい
→「はい」の方：どう対応していますか？　（　　　　　　　　　　　　　　　　　　　　　　）		

4．睡眠について

① お布団に入る時間帯は決まっていますか？	□ はい	□ いいえ
② お子さんは夜〜朝まで，合計何時間眠れていますか？	□ 9時間以上	□ 7〜8時間 □ 6時間以下
③ お子さんが（一度寝てから）夜中に起きることはありますか？	□ まったくない □ ほとんどない	□ ときどきある □ よくある
④ 夜中に授乳または哺乳することはありますか？	□ はい	□ いいえ
⑤ 寝る直前にテレビや動画を観ますか？	□ まったくない □ ほとんどない	□ ときどきある □ よくある
⑥ お昼寝をしますか？	□ はい	□ いいえ
⑦ 睡眠について相談したいことはありますか？	□ ない	□ ある（　　　　　　）

5．おうちの状況や安全について

① お子さんの世話を主にしている大人は誰ですか？	□ 母　　□ 父 □ 祖母　□ 祖父　□ その他（　　　　）	
② お子さんに対して，いらいらすることはありますか？	□ まったくない □ あまりない	□ ときどきある □ よくある
③ お子さんに対して，どなってしまうことはありますか？	□ まったくない □ あまりない	□ ときどきある □ よくある
④ 子育てにおいて「もう無理」「誰か助けて」と感じたことはありますか？	□ まったくない □ あまりない	□ ときどきある □ よくある
⑤ 子育てに必要な物，衣類，食料を買う際，金銭的な心配はありますか？	□ いいえ	□ はい
⑥ お子さんが大人の暴力（言葉の暴力を含む）を見る（聞く）ことはありますか？	□ いいえ	□ はい
⑦ お子さんのおもちゃが安全かを確認していますか？	□ はい	□ いいえ
⑧ 台所・お風呂場・洗濯用洗剤や掃除用薬剤のある場所・階段など，お子さんが勝手に入れないよう工夫をしていますか？（ゲート設置など）	□ はい	□ いいえ
⑨ 自動車や自転車に乗るときは，チャイルドシートに座り，きちんとハーネス（ベルト）を装着していますか？	□ はい	□ いいえ
⑩【自転車に乗る方へ】乗車時，お子さんはヘルメットをかぶりますか？	□ はい	□ いいえ
⑪【自動車に乗る方へ】自動車のチャイルドシートは後部座席に，後ろ向きに設置されていますか？	□ はい	□ いいえ
⑫【自動車に乗る方へ】乗車時，大人は常にシートベルトをしていますか？	□ はい	□ いいえ

第4章

1歳6か月児健康診査

❸　ガイド

健やか子育てガイド1歳6か月児版

1．栄養について	対応質問番号
1) 1日3回の食事に2～3回の補食が理想的です．毎日の食事やおやつの時間を決めましょう．	①～④
2) 手づかみ食べは発達にとってよいことです．お父さん・お母さんが「全部食べさせる」のではなく，お子さんが自分で食べようとする機会を与えましょう．	⑤
3) 食べ物の好き嫌いがはっきりしてくる時期ですが，好きなものだけをあげるのは避けましょう．	③
4) 新しい食べ物を拒否した場合，少しずつお皿に出すことを何度も試し，すぐにあきらめないようにしましょう．ただし，無理やり食べさせること，叱りつけることはしてはいけません．	③
5) 大人と同じ食べ物を食べる機会が増えます．大人がバランスの良い食事を摂るように気をつけましょう．	③
6) 哺乳瓶を使っている場合，哺乳瓶でジュースを飲ませないようにしましょう．	④

2．うんちやおしっこについて	対応質問番号
1) 食べるものが大人に近づき便が硬くなりやすいです．野菜，果物，水分をしっかり摂りましょう．	①
2) トイレトレーニングは本人のペースにあわせて始めます．ほかの子と比べて焦らないようにしましょう．	③
3) トイレトレーニングは次のことができるようになるまで待ちましょう． → おしっこの間隔が2時間あく　おしっこが出たら教える　便が出そうなとき教える パンツを上げたり下げたりできる	③

3．遊びや行動について	対応質問番号
1) お子さんと一緒に体を動かす遊びをしましょう．	④
2) 言葉の発達を促すため，本を読んだり，歌ったり，一緒に見ているもの・していることについておしゃべりをしましょう．気持ちを表す言葉がけをしましょう．	⑤⑥
3) 言葉や社会性を健やかに育むため，タブレットやスマートフォンは与えません．ゲームは避けましょう．	⑧
4) テレビ・ビデオ・動画を観る際には大人も一緒に観て，一緒に歌ったり踊ったりしましょう．	⑦
5) お子さんの良い行動や達成したことを褒めましょう．	⑨⑩
6) やっていいこと・いけないことを家族のなかで統一し，周囲の大人が常に同じ対応をしましょう．「罰を与える」のではなく「教える」ことを意識しましょう．	⑨
7) 叩く，嚙むなどの暴力的な行為を許してはいけません．暴力的な行為をした場合，その行為に対して大人は感情的にならず，速やかにお子さんから1～2分間離れます（大人が別の部屋に行く，お子さんを別の静かで安全な部屋に移動させる等）．その行為をすると，自分の好きな人がいなくなる，自分の好きではない空間に置かれる，ということを繰り返すことで効果がでます．	⑩
8) お子さんが怒っているとき，大人は「怒っていること」に注意を向けないようにします．お子さんが，ほかの行動に気持ちを向けるよう（ほかのおもちゃや絵本で遊ぶ，散歩に行くなど）促しましょう．	⑨⑩

4．睡眠について	対応質問番号
1) この時期は合計11～13時間の睡眠が理想です．1日1～2回，合計2～3時間の昼寝をしましょう．	①②⑥
2) 毎晩同じ時間にお布団に入りましょう．哺乳瓶を飲みながら寝ることはやめましょう．	①

3）寝る前に，寝室では本を読む，お話をする，子守歌を歌うなど，おだやかに過ごす習慣をもちましょう．	⑤
4）寝る前にテレビや動画を観るのは睡眠に悪影響を与えるので，やめましょう．	⑤
5）1歳半ころには，夜中に起きることはよくあります．起きてしまっても，「大丈夫よ」「ねんね，ねんね」という声かけや背中をトントンしたりするだけで十分です．お気に入りのタオルや毛布，ぬいぐるみを渡してあげるのもよいでしょう．眠らせるための哺乳・授乳は睡眠を整えるのには逆効果です．	③④

5．おうちの状況や安全について　　　　　　　　　　　　　　　　　対応質問番号

［子育てに関する悩み］	
1）「子どもを育てる」のはとても大切で，とても大変な仕事です．休みのない「親業」をがんばっているご自身を誇りに思ってください．	①
2）お子さんにいらいらしたり怒ったりしてしまうのは一生懸命にお子さんと向き合っている証拠です．しかし，お子さんが「人にどなる・叩く（蹴る）ようにならないでほしい」と思うのであれば，お子さんの周りの大人も「どなる」「叩く（蹴る）」ことはしてはいけません．感情的になりそうなときはお子さんが安全であることを確認したうえで，短時間お子さんがいる部屋から出る（たとえば，廊下・トイレへ行く），外に出る（庭やベランダへ行く）のもよいでしょう．	②〜④
3）子育てがつらいときは，家族や友人に相談しましょう．地域の子育て支援サービスもご利用ください．	②〜④
［家庭内のトラブル］	
4）ご夫婦や家族間でけんかが起こることもあるでしょう．大人同士が感情的に口論する場面はお子さんの情緒面に良くない影響を与えます．「けんか」の前に，お互いの気持ちを話し合う努力をしましょう．	⑥
5）いかなる理由があっても家庭内暴力は犯罪です．がまんせずに相談してください．　　　警察相談専用電話　#9110　　　　内閣府相談窓口　0120-279-889（つなぐ　はやく）	⑥
［事故の予防］	
6）小さい部品のあるおもちゃや，年上のきょうだいのおもちゃの部品，大人の薬などを口に入れて飲み込んでしまうことがあります．お子さんが触れる場所にあるものが安全かを確認しましょう．	⑦
7）上手に登ることができるようになる時期です．やけど，けが，転落が起こらぬようおうちの中が安全か確認しましょう．台所，浴室，階段の入り口にはセイフティゲートをつけましょう．	⑧
8）スプーンや手である程度食事を自分で食べるようになりますが，食事中は必ず見守りましょう．食べ物で窒息することがあります．	⑦⑧
【自転車に乗る方へ】	
9）自転車に乗せるときは必ずヘルメットを着用し，シートのハーネス（ベルト）をつけましょう．	⑨⑩
10）自転車のチャイルドシートに乗せているときは，目を離してはいけません．自転車を停止させて親がよそ見をしているときにシートから落ちたり，自転車ごと倒れたりすることがあります．	
【自動車に乗る方へ】	
11）チャイルドシートは後部座席に設置しましょう．頭と首を守るため，シートに記載されている最高身長・最大体重に達するまでは後ろ向きにします．	⑨⑪
12）お子さんを車に乗せたまま，大人が車を離れることは絶対にしてはいけません．	
13）お子さんを先に降車させて駐車する場合，必ずもう一人の大人が安全な場所で抱っこします．お子さんが車へ向かって突然飛び出し，事故になることがあります．	

その他

1）歯の健康を守るため，1日2回はフッ素入り歯みがき粉で歯をみがき，大人が仕上げみがきをしましょう．

2）定期的に歯科医院を受診しましょう．

3）タバコ・電子タバコの受動喫煙は心臓や肺の病気が起こるリスクを高めます．家族に喫煙者がいる場合は禁煙を強くお勧めします．喫煙する人がいる場所にお子さんを連れて行くことはやめましょう．

❹　解　説

　令和5年度こども家庭科学研究費補助金等 成育疾患克服等次世代育成基盤研究事業 身体的・精神的・社会的（biopsychosocial）に乳幼児・学童・思春期の健やかな成長・発達をポピュレーションアプローチで切れ目なく支援するための社会実装化研究（研究代表者 永光信一郎），個別の乳幼児健診における保健指導の充実に関する研究（分担研究者 小枝達也）で作成された「健やか子育てガイド」に記されたデータを示しながら，解説します．

 問診票項目　1．栄養について

　質問：②食事は何回とりますか？
　　　　□食事1日（　　　　）回　　　□補食1日（　　　　）回
　回答：食事回数「2回」0.4%，「3回」98.2%，「4回」0.3%
　　　　補食回数「1日1〜2回」93.8%，「3回以上」2.5%，「あげていない」3.4%

解説

　離乳食は1歳3か月ころには終了して，幼児食に切り替わっています．1歳6か月児では，大人と同じく1日3回の食事を摂ることが一般的です．1回の食事量があまり多くないため，1日に2回程度の補食を摂るとよいでしょう．

 問診票項目　2．うんちやおしっこについて

　質問：①うんちはよく出ていますか？
　　　　□はい　　□いいえ
　回答：「はい」91.8%，「いいえ」3.9%

解説

　1歳6か月を過ぎるとほぼ大人と同じ内容の食事が摂れるようになります．それと同時に排泄，特に排便の課題も現れてきます．便秘がちな場合には，水分を多めに摂る，おなかをマッサージするなどを試みるとよいでしょう．何日も排便がない場合には，早めにかかりつけ医に相談し，軟下剤等の内服によって，規則正しい排便の習慣が身につくようにするとよいでしょう．

問診票項目　3．遊びや行動について

> 質問：②お子さんは，おままごとやお人形遊びをしますか？
> 　　　　□はい　　　□いいえ
> 回答：「はい」76.4%，「いいえ」22.4%

解説

　1歳6か月を過ぎると，大人の行動を見て，真似をすることが増えてきます．食事の所作を「見て，覚えて，真似る」ようになり，ままごと遊びが始まります．おもちゃのコップを使って自分が飲む真似をする段階から，人形に飲ませる真似をするなど，人形遊びへと発展していきます．

> 質問：⑨大人が対応に困るほどの「かんしゃく」はありますか？
> 　　　　□いいえ　　　□はい
> 回答：「いいえ」84.0%，「はい」16.0%

解説

　1歳6か月ころの幼児では，かんしゃくを起こすことは普通にみられることです．自分で歩くようになり，話すようになる時期ですから，自分でやりたい，でもうまくできない，だからかんしゃくを起こす，という流れになります．日常生活で普通にみられることです．

　ここで示した結果では，対応に困るほどのかんしゃくも16.0%の子どもにあるようです．決して少なくはないのですが，「誰か育児を手伝って」という親の育児支援希求に結び付く可能性がありますので，保健指導上で留意するとよいでしょう．

 ## 問診票項目　4．睡眠について

> 質問：②お子さんは夜～朝まで，合計何時間眠れていますか？
> 　　　　□9時間以上　　　□7～8時間　　　□6時間以下
> 回答：「9時間以上」87.8%，「7～8時間」11.6%，「6時間以下」0.1%

解説

　90%近くの子どもは，夜は9時間以上眠っているという結果でした．1歳6か月ころの幼児では，睡眠時間は1日の合計で11～13時間です．昼寝は1～2回で計2～3時間ですので，夜の睡眠としては9時間は確保したいところです．

問診票項目　5．おうちの状況や安全について

質問：⑧台所・お風呂場・洗濯用洗剤や掃除用薬剤のある場所・階段など，お子さんが
　　　勝手に入れないよう工夫をしていますか？
　　　□はい　　　□いいえ
回答：「はい」86.4％，「いいえ」13.5％

解説

　1歳6か月ころの幼児は，小走りするようになりますし，ちょっとした段差も上るように
なります．家庭内での行動範囲も広がってきますので，風呂での溺水事故，階段からの転
落，薬・タバコなどの誤飲，熱湯によるやけどなど，家庭内での事故予防に留意する必要
があります．

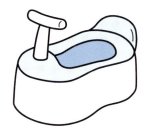

⑤ データ

1歳6か月児健康診査は，東京都内特別区の小児科医会に依頼し，41医療機関の協力のもと，「健やか子育てガイド」を用いた健診を受診した710名のうち，同意を得た674名のデータを解析しました．

🐰 基本情報

男女比率はほぼ同等で，第1子53.6%，第2子36.9%と大半を占めていました．

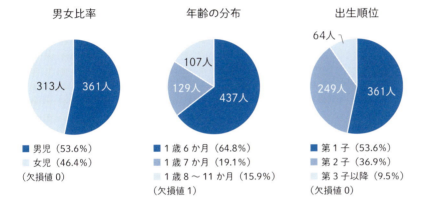

男女比率	年齢の分布	出生順位
313人　361人	107人　129人　437人	64人　249人　361人
■ 男児（53.6%） ■ 女児（46.4%） （欠損値0）	■ 1歳6か月（64.8%） ■ 1歳7か月（19.1%） ■ 1歳8〜11か月（15.9%） （欠損値1）	■ 第1子（53.6%） ■ 第2子（36.9%） ■ 第3子以降（9.5%） （欠損値0）

🐰 栄　養

離乳食は1歳3か月ころには終了して，幼児食に切り替わっています．1歳6か月児では1日3回の食事に2〜3回の補食が理想的です．授乳も基本的には終了しています．好き嫌いがはっきりしてくる時期であり，新しい食べ物や不慣れな食べ物を警戒することがあります．この時期には大人とほぼ同じものを取り分けて（必要に応じて形状を変えて）与える家庭が多くなります．そのため，大人がバリエーションに富んだ栄養価の食材を摂るよう意識することが大切となります．

テレビや動画を観ながらの食事は，食事マナーとして推奨はできませんし，メディアリテラシーとしても感心できません．親子でコミュニケーションをとりながら，食事が楽しい日課となるよう家族で楽しい時間の共有を心がけるとよいでしょう．

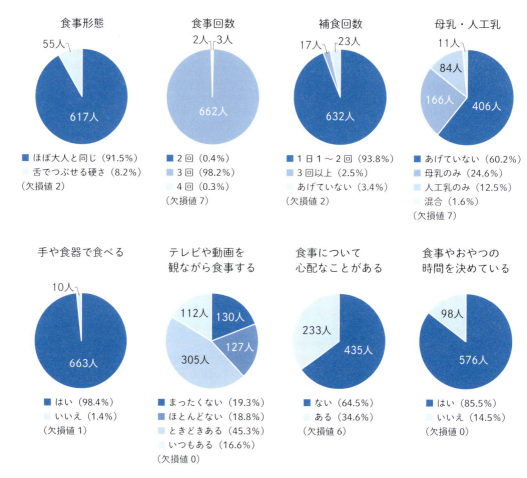

食事形態
55人
617人
■ ほぼ大人と同じ（91.5%）
　 舌でつぶせる硬さ（8.2%）
（欠損値 2）

食事回数
2人　3人
662人
■ 2回（0.4%）
■ 3回（98.2%）
　 4回（0.3%）
（欠損値 7）

補食回数
17人　23人
632人
■ 1日1〜2回（93.8%）
■ 3回以上（2.5%）
　 あげていない（3.4%）
（欠損値 2）

母乳・人工乳
11人
84人
166人
406人
■ あげていない（60.2%）
■ 母乳のみ（24.6%）
■ 人工乳のみ（12.5%）
　 混合（1.6%）
（欠損値 7）

手や食器で食べる
10人
663人
■ はい（98.4%）
　 いいえ（1.4%）
（欠損値 1）

テレビや動画を観ながら食事する
112人　130人
127人
305人
■ まったくない（19.3%）
■ ほとんどない（18.8%）
■ ときどきある（45.3%）
　 いつもある（16.6%）
（欠損値 0）

食事について心配なことがある
233人
435人
■ ない（64.5%）
　 ある（34.6%）
（欠損値 6）

食事やおやつの時間を決めている
98人
576人
■ はい（85.5%）
　 いいえ（14.5%）
（欠損値 0）

🐰 排　泄

　日ごろの排尿，排便の状況を把握しておくことは，健康管理上の基本的事項です．1歳6か月を過ぎると，食事が幼児食になってきますので，便秘の心配がでてきます．また，発熱や嘔吐・下痢時に起きる脱水の徴候をいち早く把握するなどに役立ちます．

　一般的には，1歳6か月を過ぎると排泄の自立に向けてトイレトレーニングを始めます．ただし，トイレトレーニングを始めるには，自力でトイレに歩いて行ける，親の問いかけに対して「はい」「いいえ」の意思表示ができる（言葉ではなく動作でもいいでしょう），おまるに一人で座れる，などが条件となりますので，子どもの発達の状況をみながら，無理のない時期に開始するのがよいでしょう．

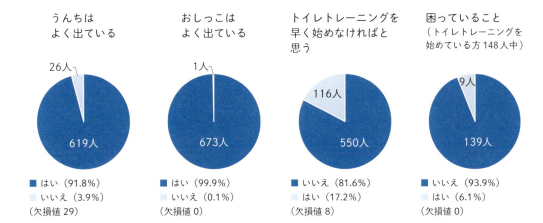

🐰 遊びや行動

　1歳6か月ころから，おもちゃや人形を使って，ごっこ遊びをするようになります．ごっこ遊びといっても，要素的な場合が多く，人形を与えると抱っこをする，コップを持たせると飲む真似をするなどです．

　また，日常的にテレビや動画を観て楽しむようになります．アニメなどを好んで観るのは，ストーリーを追って理解するだけの言語能力があるということになります．家族で一緒に楽しんで，喜怒哀楽を共有する機会にするとよいでしょう．この時期の幼児には，テレビの視聴やスマートフォンでのゲームなどを一人でさせるのは感心しません．自分で操作できる満足感や画面が次々と切り替わることがおもしろくて，操作すること自体が病みつきになってしまう懸念があります．

　親が困りごとを感じる子どもの行動には，落ち着きのなさやかんしゃく，粗暴な行動があります．親のいらいらが高まりどなってしまうことも少なくありません．また，育児支援希求も高いことが多いので，子どもの行動の特徴を把握することが重要です．

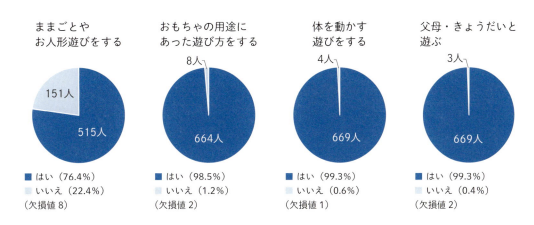

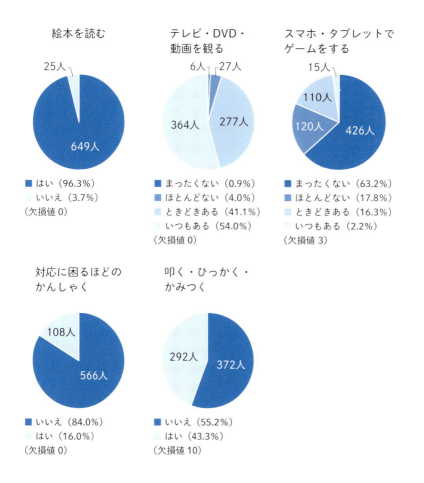

絵本を読む

25人

649人

■ はい （96.3%）
■ いいえ （3.7%）
（欠損値 0）

テレビ・DVD・
動画を観る

6人　27人

364人　277人

■ まったくない （0.9%）
■ ほとんどない （4.0%）
■ ときどきある （41.1%）
■ いつもある （54.0%）
（欠損値 0）

スマホ・タブレットで
ゲームをする

15人

110人

120人　426人

■ まったくない （63.2%）
■ ほとんどない （17.8%）
■ ときどきある （16.3%）
■ いつもある （2.2%）
（欠損値 3）

対応に困るほどの
かんしゃく

108人

566人

■ いいえ （84.0%）
■ はい （16.0%）
（欠損値 0）

叩く・ひっかく・
かみつく

292人　372人

■ いいえ （55.2%）
■ はい （43.3%）
（欠損値 10）

 睡　眠

　1歳6か月の幼児では，睡眠時間は1日の合計で11〜13時間です．昼寝は1〜2回で計2〜3時間となります．昼寝の時間が遅いと，夜の就寝時間に影響しますので，あまり遅い昼寝は避けるようにするとよいでしょう．この時期では，授乳しながら寝るという子どもも少なくないと思われますが，卒乳を心がけ，就寝時には添い寝や子守歌などで安心感のある環境をつくるとよいでしょう．

　就寝直前までテレビや動画を視聴することはお勧めできません．1歳6か月児では，就寝直前までいつも動画を視聴している幼児の割合が10.2%であり，こうした習慣のある子どもは，まったくない子どもに比べて睡眠時間が短くなる（オッズ比2.94）と報告されています．目に光が入ると，メラトニンという睡眠を誘導するホルモンの分泌が抑制されて，寝つきが悪くなり，さらに，夜中に中途覚醒するリスクも高まります．

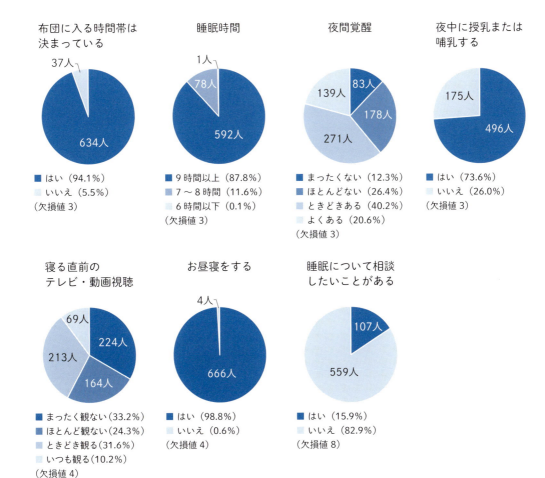

布団に入る時間帯は決まっている
- 37人
- 634人
- ■ はい（94.1%）
- □ いいえ（5.5%）
- （欠損値 3）

睡眠時間
- 1人
- 78人
- 592人
- ■ 9時間以上（87.8%）
- ■ 7～8時間（11.6%）
- □ 6時間以下（0.1%）
- （欠損値 3）

夜間覚醒
- 83人
- 178人
- 271人
- 139人
- ■ まったくない（12.3%）
- ■ ほとんどない（26.4%）
- ■ ときどきある（40.2%）
- □ よくある（20.6%）
- （欠損値 3）

夜中に授乳または哺乳する
- 175人
- 496人
- ■ はい（73.6%）
- □ いいえ（26.0%）
- （欠損値 3）

寝る直前のテレビ・動画視聴
- 69人
- 224人
- 213人
- 164人
- ■ まったく観ない（33.2%）
- ■ ほとんど観ない（24.3%）
- ■ ときどき観る（31.6%）
- □ いつも観る（10.2%）
- （欠損値 4）

お昼寝をする
- 4人
- 666人
- ■ はい（98.8%）
- □ いいえ（0.6%）
- （欠損値 4）

睡眠について相談したいことがある
- 107人
- 559人
- ■ はい（15.9%）
- □ いいえ（82.9%）
- （欠損値 8）

 ## おうちの状況や安全

　1歳6か月の幼児では，親子の関係性に留意する必要がでてきます．子どもが自力で移動しますし，言葉を発して要求するようになります．要求が叶わないと大泣きしたり，なかには床に頭を打ちつける子ども（head bangingといいます）もいます．そのため，親もいらいらしてどなったりしてしまうことが多くなります．厚生労働省の研究班によれば，かんしゃくが多い子ども，粗暴な行動がよくみられる子どもでは，親がいらいらしてどなることが多くなり，育児を助けてほしいという気持ちになることが報告されています．子どもの行動の特徴を把握するとともに，親の情緒的な状態を把握することで，育児支援の必要性を判断しましょう．

　また，1歳6か月児では危険回避が不十分です．家庭にある危険な状態を親が把握し，予防が必要だという認識はあるか，具体的な事故予防に努めているか，を確認するとよいでしょう．

主に世話をする人（重複回答あり）

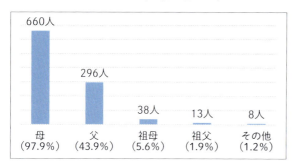

子どもに対して
いらいらするか

子どもに対して
どなることがあるか

子育てが「もう無理」
と感じたことはあるか

金銭的困窮

暴言・暴力を
見聞きするか

おもちゃの
安全確認をしている

家庭内の
事故予防の工夫

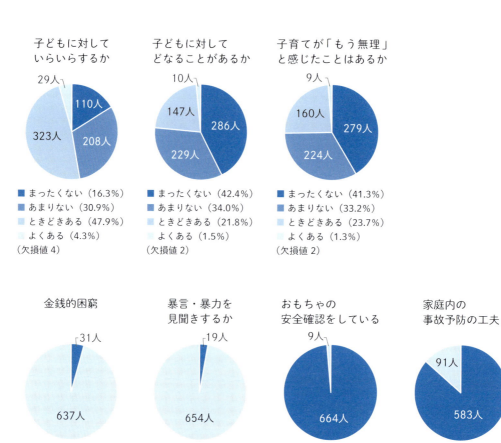

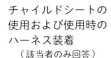

チャイルドシートの
使用および使用時の
ハーネス装着
（該当者のみ回答）

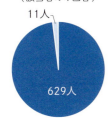

11人

629人

■ はい（93.3%）
■ いいえ（1.6%）
（欠損値 25）

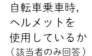

自転車乗車時，
ヘルメットを
使用しているか
（該当者のみ回答）

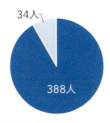

34人

388人

■ はい（91.9%）
■ いいえ（8.1%）
（欠損値 0）

自動車のチャイルド
シートは後部座席・
後ろ向きか
（該当者のみ回答）

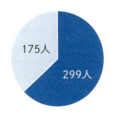

175人

299人

■ はい（63.1%）
■ いいえ（36.9%）
（欠損値 0）

大人はシートベルトを
しているか
（該当者のみ回答）

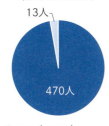

13人

470人

■ はい（97.3%）
■ いいえ（2.7%）
（欠損値 0）

第4章

1歳6か月児健康診査

 分析結果

　問診票から得られたデータをもとに，メディア使用が子どもの生活に及ぼす影響ならびに子どもの行動が親子の関係性に及ぼす影響について以下の3つの仮説を立てて，多変量ロジスティック回帰分析を行いました．

　　仮説Ⅰ．メディア使用と子どもの生活習慣には関連がある
　　仮説Ⅱ．メディア使用と親のいらいらなどには関連がある
　　仮説Ⅲ．子どもの粗暴な行動は親のいらいらや怒りを誘発し，育児支援希求を増大させる

a．仮説Ⅰ「メディア使用と子どもの生活習慣には関連がある」の検証

　睡眠上の問題（夜中に起きる，睡眠時間が短い）とメディア使用の状況との関連を，多変量ロジスティック回帰分析にて調べました．「夜中に起きる」については，「まったくない」「ほとんどない」の回答と「ときどき」「いつも」の回答の二項として多変量ロジスティック回帰分析を行いました．その結果，夜中に起きるについては，メディア使用の状況と有意に関連するものはありませんでした．

　睡眠時間は6時間以下という回答が1名のみであったため，7〜8時間と9時間以上の二項として多変量ロジスティック回帰分析を行いました．その結果，いつも就寝直前に動画視聴をする子どもでは，まったくしない子どもに比べて，オッズ比2.94で睡眠時間が短いことが示唆されました．それ以外のメディア使用の状況と睡眠時間の関連は明らかではありませんでした．以上のことから，仮説Ⅰは部分的に成立すると判断されました．

目的変数	説明変数	目的変数の回答 Yes／説明変数の各回答	オッズ比	95％信頼区間		p 値
夜中に起きる	就寝前の動画視聴（まったくない）	128 / 224	---	---	---	---
	就寝前の動画視聴（ほとんどない）	102 / 164	1.31	0.86	2.00	0.21
	就寝前の動画視聴（ときどき）	138 / 212	1.45	0.98	2.14	0.07
	就寝前の動画視聴（いつも）	42 / 69	1.22	0.69	2.13	0.49
夜中に起きる	スマホでゲーム（まったくない）	254 / 426	---	---	---	---
	スマホでゲーム（ほとんどない）	79 / 119	1.31	0.85	2.02	0.22
	スマホでゲーム（ときどき）	67 / 110	1.03	0.67	1.60	0.89
	スマホでゲーム（いつも）	10 / 15	1.57	0.52	4.77	0.42
夜中に起きる	見ながら食事（まったくない）	74 / 129	---	---	---	---
	見ながら食事（ほとんどない）	69 / 127	0.87	0.53	1.45	0.60
	見ながら食事（ときどき）	198 / 305	1.42	0.93	2.19	0.11
	見ながら食事（いつも）	69 / 110	1.30	0.76	2.21	0.33
夜中に起きる	TV，動画を観る（まったくない）	4 / 6	---	---	---	---
	TV，動画を観る（ほとんどない）	19 / 27	1.00	0.15	6.75	1.00
	TV，動画を観る（ときどき）	163 / 276	0.63	0.11	3.52	0.60
	TV，動画を観る（いつも）	224 / 362	0.73	0.13	4.07	0.72
睡眠時間が短い	就寝前の動画視聴（まったくない）	202 / 224	---	---	---	---
	就寝前の動画視聴（ほとんどない）	151 / 163	0.68	0.32	1.48	0.33
	就寝前の動画視聴（ときどき）	184 / 211	1.30	0.70	2.42	0.41
	就寝前の動画視聴（いつも）	53 / 69	2.94	1.38	6.27	0.005
睡眠時間が短い	スマホでゲーム（まったくない）	380 / 425	---	---	---	---
	スマホでゲーム（ほとんどない）	106 / 119	0.96	0.48	1.91	0.91
	スマホでゲーム（ときどき）	94 / 110	1.60	0.83	3.05	0.16
	スマホでゲーム（いつも）	11 / 14	2.54	0.66	9.86	0.18
睡眠時間が短い	見ながら食事（まったくない）	115 / 129	---	---	---	---
	見ながら食事（ほとんどない）	114 / 127	0.81	0.35	1.84	0.61
	見ながら食事（ときどき）	268 / 304	0.95	0.49	1.87	0.89
	見ながら食事（いつも）	95 / 109	1.16	0.51	2.64	0.72
睡眠時間が短い	TV，動画を観る（まったくない）	5 / 6	---	---	---	---
	TV，動画を観る（ほとんどない）	22 / 27	1.07	0.09	12.53	0.96
	TV，動画を観る（ときどき）	253 / 276	0.46	0.05	4.25	0.49
	TV，動画を観る（いつも）	312 / 360	0.85	0.09	7.76	0.89

b．仮説Ⅱ「メディア使用と親のいらいらなどには関連がある」の検証

　メディアの使用状況と親のいらいらなどの関係を多変量ロジスティック回帰分析で調べました．就寝直前まで動画視聴をすることや，動画やTVを見ながらの食事，スマホでゲームをすることについて，親のいらいらやどなるという状態と関連しており，オッズ比が有意に高かったです．以上のことから，仮説Ⅱは部分的に成立すると考えられました．

　メディア使用の状況と親の状態は因果関係と捉えることはできませんが，何らかの有意な関連があると思われ，保健指導上で留意すべき事項と思われます．ただし，いらいらすることが増えたり，どなることが増えたりしても，育児支援希求は増えておらず，育児がどうにもならないといった状態にまで至っていないことが窺えます．

目的変数	説明変数	目的変数の回答 Yes／説明変数の各回答	オッズ比	95％信頼区間		p値
親がいらいら	就寝前の動画視聴（まったくない）	100／222	---	---	---	---
	就寝前の動画視聴（ほとんどない）	88／164	1.43	0.95	2.17	0.09
	就寝前の動画視聴（ときどき）	118／213	1.51	1.03	2.23	0.035
	就寝前の動画視聴（いつも）	45／69	2.22	1.25	3.94	0.006
親がいらいら	スマホでゲーム（まったくない）	216／424	---	---	---	---
	スマホでゲーム（ほとんどない）	57／120	0.88	0.58	1.34	0.56
	スマホでゲーム（ときどき）	70／110	1.58	1.01	2.45	0.043
	スマホでゲーム（いつも）	8／15	1.14	0.40	3.26	0.80
親がいらいら	見ながらの食事（まったくない）	63／129	---	---	---	---
	見ながらの食事（ほとんどない）	53／127	0.71	0.43	1.18	0.19
	見ながらの食事（ときどき）	164／305	1.21	0.79	1.85	0.38
	見ながらの食事（いつも）	72／109	2.05	1.20	3.52	0.009
親がいらいら	TV，動画を観る（まったくない）	2／6	---	---	---	---
	TV，動画を観る（ほとんどない）	17／27	3.45	0.52	22.91	0.20
	TV，動画を観る（ときどき）	129／277	1.72	0.31	9.67	0.54
	TV，動画を観る（いつも）	204／360	2.61	0.47	14.54	0.28
親がどなる	就寝前の動画視聴（まったくない）	101／224	---	---	---	---
	就寝前の動画視聴（ほとんどない）	105／164	1.28	0.74	2.21	0.38
	就寝前の動画視聴（ときどき）	129／213	1.82	1.11	2.97	0.016
	就寝前の動画視聴（いつも）	48／68	1.88	0.96	3.68	0.06
親がどなる	スマホでゲーム（まったくない）	88／425	---	---	---	---
	スマホでゲーム（ほとんどない）	25／120	1.03	0.61	1.72	0.92
	スマホでゲーム（ときどき）	40／110	2.00	1.24	3.22	0.004
	スマホでゲーム（いつも）	3／15	1.19	0.32	4.40	0.79
親がどなる	見ながらの食事（まったくない）	23／129	---	---	---	---
	見ながらの食事（ほとんどない）	25／127	0.94	0.49	1.82	0.85
	見ながらの食事（ときどき）	70／305	1.35	0.78	2.32	0.28
	見ながらの食事（いつも）	38／110	2.27	1.22	4.24	0.010
育児支援希求	就寝前の動画視聴（まったくない）	50／223	---	---	---	---
	就寝前の動画視聴（ほとんどない）	39／164	1.07	0.64	1.78	0.80
	就寝前の動画視聴（ときどき）	60／213	1.32	0.83	2.09	0.24
	就寝前の動画視聴（いつも）	18／69	1.20	0.62	2.34	0.60

つづく

育児支援 希求	スマホでゲーム（まったくない）	105 / 425	---	---	---	---
	スマホでゲーム（ほとんどない）	31 / 120	1.14	0.70	1.85	0.59
	スマホでゲーム（ときどき）	28 / 110	0.87	0.51	1.49	0.61
	スマホでゲーム（いつも）	4 / 15	1.38	0.42	4.49	0.60
育児支援 希求	見ながらの食事（まったくない）	32 / 128	---	---	---	---
	見ながらの食事（ほとんどない）	30 / 127	0.89	0.48	1.64	0.70
	見ながらの食事（ときどき）	76 / 306	1.05	0.63	1.74	0.85
	見ながらの食事（いつも）	30 / 110	1.20	0.65	2.25	0.56
育児支援 希求	TV，動画を観る（まったくない）	1 / 6	---	---	---	---
	TV，動画を観る（ほとんどない）	10 / 27	2.22	0.22	22.82	0.50
	TV，動画を観る（ときどき）	68 / 276	1.42	0.16	12.55	0.75
	TV，動画を観る（いつも）	89 / 362	1.43	0.16	12.55	0.75

c．仮説Ⅲ「子どもの粗暴な行動は親のいらいらや怒りを誘発し，育児支援希求を増大させる」の検証

　親のいらいら，親がどなる，親の育児支援希求については，「まったくない」と「ほとんどない」を合わせ，「ときどきある」と「いつもある」を合わせて，二項として多変量ロジスティック回帰分析を行いました．

　その結果，子どものかんしゃく，乱暴な行動のいずれにおいても，親のいらいら，親がどなる行動，親の育児支援希求と関連しており，いずれも有意にオッズ比が高いという結果でした．以上のことから，仮説Ⅲは成立すると判断されました．

目的変数	説明変数	目的変数の 回答 Yes / 説明変数の 各回答	オッズ比	95％信頼区間		p 値
親が いらいら	かんしゃく（ない）	278 / 561	---	---	---	---
	かんしゃく（ある）	72 / 106	2.16	1.39	3.35	0.001
親が いらいら	粗暴な行動（ない）	165 / 370	---	---	---	---
	粗暴な行動（ある）	185 / 291	2.17	1.58	2.97	< 0.0001
親が どなる	かんしゃく（ない）	120 / 561	---	---	---	---
	かんしゃく（ある）	35 / 106	1.81	1.15	2.85	0.009
親が どなる	粗暴な行動（ない）	62 / 371	---	---	---	---
	粗暴な行動（ある）	93 / 291	2.34	1.62	3.36	< 0.0001
育児支援 希求	かんしゃく（ない）	130 / 561	---	---	---	---
	かんしゃく（ある）	38 / 15	1.88	1.21	2.93	0.005
育児支援 希求	粗暴な行動（ない）	66 / 370	---	---	---	---
	粗暴な行動（ある）	101 / 290	2.46	1.72	3.53	< 0.0001

6 事 例

事例1 1歳9か月の女児．1歳6か月児健診で言葉の遅れを指摘された事例

既往 妊娠中には特に異常なし．在胎40週，3,026gで出生．第1子．3〜5か月児健診，9〜10か月児健診では発育・発達は順調で特に指摘事項はなかった．

身体 健診時の理学的所見は特に問題なし．

運動 頸定が4か月，ハイハイが8か月，つかまり立ちが10か月，歩き始めたのが11か月ころで特に遅れはなかった．食事はスプーンを使って食べることもあったが，手づかみで食べることが多かった．

精神 あやし笑いは4か月であったが，バンザイやパチパチなどの真似は10か月でできていた．絵本での動物の指さしはイヌ，ネコ，ゾウ，ウシなどが可能で，身体の指さしも目，口，耳ができていた．

言語 喃語が出始めたのは10か月過ぎで，大人が言ったことをそのまま真似るオウム返しを始めたのは1歳ころであった．1歳6か月児健診で意味のある言葉はマンマとバイバイの2つであったが，「これをママにあげて」と言う指示は理解できていた．

社会 6か月ころから人見知りが始まったが，1歳過ぎから同年齢の子には興味を示すようになり，1歳6か月児健診のときも不安そうな表情はしていたが，医師の指示を聞いて診察を受けることができた．

対応 「健やか子育てガイド」の問診票では，絵本を読んであげるという項目には「はい」にチェックがつけてあったが，医師が確認したところ，たまに読んであげる程度であることがわかった．そこで保健師が絵本の読み聞かせの大切さについて指導し，言語の指導を言語聴覚士に依頼した．保護者も発語が少ないという心配があったため，積極的に相談を受け，3か月後には20くらいの言葉が話せるようになったと喜んでいた．

解説

　本児の健診では，有意味語が2つだけであったことから，言語発達遅滞が疑われました．しかし，動物の絵や身体の指さしはできており，また，言葉による指示の理解も良好でした．そのため，発語だけが遅いタイプの言語発達遅滞であろうという判断になりました．問診票では絵本を読んであげているという回答でしたが，医師が確認すると，実は頻度は多くなく，両親が共働きであるためになかなか時間がとれないということでした．

　言語聴覚士から絵本の読み聞かせの大切さと具体的なやり方を指導してもらうことで，

絵本の読み聞かせをする頻度が上がりました．さらに，発語が少ない子どもには，「短い言葉でゆっくり，はっきり聞かせる」という助言をもらって，家庭内で実行していたところ，1か月後にはオウム返しで発語することが増えてきて，3か月後には20個の有意味語が話せるようになりました．

　この時期の幼児には，適切な言語環境を整えることで，発語数が増えることが期待されます．絵本の読み聞かせの大切さや子どもへの話しかけ方などを，健診のときに伝えるのはとても重要な保健指導の一つです．

事例2 1歳8か月の男児．1歳6か月児健診で睡眠について相談された事例

既往 妊娠中には特に異常なし．在胎37週，2,985 gで出生．第1子．3～5か月児健診では特に問題はなかったが，9～10か月児健診では寝つきが悪く夜泣きが多いという相談があった．

身体 健診時の理学的所見は特に問題なし．

運動 頸定が4か月，ハイハイが8か月，つかまり立ちが9か月，歩き始めたのが12か月ころで特に遅れはなかった．食事は手づかみで食べることもあるが，おおむねスプーンを使って食べていた．

精神 あやし笑いは4か月で，バンザイやパチパチなどの真似は9か月でできていた．絵本での動物の指さし，身体の指さしにも特に問題はなかった．

言語 喃語が出始めたのは9か月過ぎで，オウム返しがみられ始めたのは1歳ころであった．1歳6か月児健診で有意味語は10ほどあり，「これをママにあげて」という指示も理解できていた．

社会 7か月ころから人見知りが始まったが，程度は軽かった．1歳過ぎから保育所に行き始めたが，朝起きるのが遅く，起きた後も不機嫌であるため，午前中はあまり遊びも十分にはできていない．午後から調子がでて遊びたがるが，お昼寝があるため，やはり十分に遊べていない様子である．帰宅後はとても元気に遊び，父親のタブレットで動画を観たがり，YouTubeでアニメを繰り返し観るようになった．

対応 「健やか子育てガイド」の問診票では，睡眠で相談したいことがあるという項目で「ある」にチェックがあり，また，寝る直前に動画を観るという項目で「よくある」にチェックがあった．就寝時刻は22時を過ぎることが多く，ほとんど毎日，動画を観ながら寝るということであった．起床は7時半過ぎで，起きた後は不機嫌で泣くこともあった．

　　保健指導として，寝る直前まで動画を観ると寝つきが悪くなり，夜中に起きることも増えるということを保護者に伝え，動画の代わりに絵本を読んだあとは，部屋を暗くして，お話や歌を歌って寝かしつけるよう努めて

もらった．保育所で昼寝をしない日があり，その夜には早く寝たのをきっかけに，早寝早起きを心がけてもらったところ，寝る前の動画をなくすことができた．朝も7時前には起きるようになって，機嫌よく保育所に出かけられるようになった．

解説

1歳6か月児健診の問診票のデータでは，寝る直前まで動画をいつも観る幼児が約10％，ときどき観る幼児を加えると40％を超えています．寝る前に目に光が当たると，睡眠を誘導するメラトニンというホルモンの分泌が悪くなって，寝つきが悪くなり，夜間の中途覚醒も増えることが知られています．

寝る前には絵本の読み聞かせをしたあと，部屋を暗くして，お話や歌を歌うなどして寝かしつけることが推奨されます．睡眠に関する生活習慣が安定するように保健指導をしましょう．

事例3 1歳8か月の男児．1歳6か月児健診の「健やか子育てガイド」の問診票で「いらいらする」と「どなってしまう」にチェックがあった事例

既往 妊娠中には特に異常なし．在胎36週，2,632 gで出生．第1子．3〜5か月児健診では特に問題はなかったが，9〜10か月児健診では，保護者から不機嫌なことが多く，あやすために抱っこしても抱きにくいという相談があった．

身体 健診時の理学的所見では，頭囲が97パーセンタイルに近く，体格が中等度なため，やや大頭であると言われた．

運動 頸定が4か月，ハイハイが8か月，つかまり立ちが10か月，歩き始めたのが1歳ころで特に遅れはなかった．

精神 あやし笑いは4か月で，バンザイやパチパチなどの真似は10か月でできていた．健診時に絵本での動物の指さし，身体の指さしにも特に問題はなかった．

言語 喃語が出始めたのは9か月過ぎ，オウム返しがみられ始めたのは1歳ころであった．1歳6か月児健診で有意味語は15ほどあり，「これをママにあげて」という指示も理解できていたが，指示に従うときと無視されてしまうときがあった．

社会 6か月ころから人見知りが始まった．その後も理由がわからず不機嫌になることがあり，また，歩き始めるととてもよく動き，いろいろなものに触り

たがるし，おもちゃなどを投げる行動がみられた．危ないので取り上げると，ひっくり返って泣きわめくという状態であった．

対応 「健やか子育てガイド」の問診票では，かんしゃくがあるにチェックがあった．また，乱暴な行動があるにもチェックがあった．保護者のいらいらやどなってしまうにもチェックがみられた．児に関する発達の相談と並行して，保護者のメンタルヘルスの相談として心理士の相談を案内した．

解説

　落ち着きがなく，かんしゃくや粗暴な言動がある幼児の保護者では，いらいらしたり，子どもをどなってしまうことが多いようです．1歳6か月児健診の「健やか子育てガイド」の問診票の結果でも，関連があることが示されています．

　健診ではこうした親子の関係性にも着目して，子育てを支援することが大切です．子育てをがんばりましょう，と言う一辺倒の指導ではなく，保健指導では適当に肩の力を抜いて親も子も機嫌よく過ごせる手立てを一緒に考えるという姿勢が求められます．

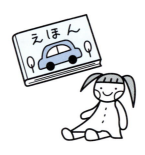

Column ✍

集団健診と個別健診

　乳幼児健診は，各市区町村の保健センターで行われることが多いようです．市報などで事前に日程を広報しておき，期日が近くなると各家庭に通知がきて，問診票が送られてきて，保護者があらかじめそれに書き込んで，保健センターに出向いて同年齢の子どもたちと一緒に健診を受ける，といったスタイルが思い浮かびます．保健行政側にとって，効率や費用対効果の面でとてもメリットが大きいですし，保護者もたくさんの同年齢の子どもたちを見ることができて，参考になるという声が聞かれます．

　一方で，近年では個別健診も増えてきました．共働きの保護者が増えているので，受診時間帯の都合がつけやすく，かかりつけ医で受ける健診にもメリットはたくさんあるようです．表1に，集団健診と個別健診のそれぞれのメリットとデメリットをあげました．

　本書で解説している「健やか子育てガイド」は，個別健診であっても，必要な保健指導を偏りなく受けられることを目指して作成されています．幅広く活用されることを願っています．

表1　集団健診と個別健診の特徴

集団健診	メリット	受診者数を把握しやすく，受診勧奨が行いやすい 費用対効果がよい 多職種で関わるため多面的な評価ができる 充実した保健指導ができる 専門相談を設定することができる 保護者がほかの子どもの様子を見ることができる
	デメリット	医師の確保が困難 保護者にとっては受診時間の制約がある 他児の保護者の目が気になる場合，受診しにくい
個別健診	メリット	保護者，医師にとって時間的な選択肢がある かかりつけ医を選択できる 他児の保護者の目を気にしなくてもよい 深刻な悩みの相談がしやすいことがある
	デメリット	受診者数の把握が困難で，受診勧奨がしにくい 費用対効果が集団健診に比してよくない 保健指導が不十分である場合がある 通常，専門相談はない

第5章

3歳児健康診査

第5章

3歳児健康診査

① 概　要

3歳児の全体像

　3歳児は，子どもが自立の第一歩を踏み出す重要な時期です．心の中にいつも親という存在をもてるようになるため，親と長時間離れていても平気となり，周囲の人に対して自分から意思表示できるようになります．運動能力，知的能力，言語能力や社会性が大きく成長し，自己主張が強まるいわゆる「イヤイヤ期」を超え，協調的な行動を学び始めます．このような時期に，子どもの身体的・精神的・社会的発達段階を適切に把握し，健やかな成長を支援することが3歳児健診の目的となります．

a．身体発育

　3歳児の平均身長は90 ～ 100 cm，体重は12 ～ 18 kgです．この時期には低身長や肥満・やせの傾向が明確になるため，成長曲線を用いて身長と体重を評価するとともに，肥満度曲線やBMI（body mass index）曲線を用いて身長と体重のバランスを評価します．

b．運動発達

　3歳は運動能力が発達し，走る，跳ぶ，階段を交互に上るといった動作ができるようになります．歩行は左右の手足を交互に出して歩くようになり，大人と同じ歩容になります．片足立ちは3歳後半，ケンケンは4歳を過ぎると多くの子どもができるようになります．手指の微細運動も向上し，スプーンや鉛筆を親指と人差し指，中指の3指で持つことが可能となります．クレヨンで丸を描く，ハサミで紙を切る，大きなボタンを留めるといった道具の操作も発達しますが，お箸の使用はまだ難しい場合が多いです．

c．言語発達

　言語能力が発達し，3語文で短い会話が可能となります．さまざまなことに興味を示し，「これはなに？」「どうして？」といった質問を繰り返すようになります．大小や長短，色，熱い・冷たいといった性質を表現する言葉や，笑っている，怒っているなどの感情を表現する言葉が理解できるようになります．自分の気持ちや興味を言葉で表現できるよ

うになり，簡単な質問に対して答えることができるようになります．

d．社会性の発達

　3歳は自我の芽生え，他者との関わりを通じて社会性を学びます．ごっこ遊びや創造的な遊びが盛んになり，友だちと役割を分担して遊ぶ様子がみられるようになります．遊びをとおして「順番を待つ」「貸し借りをする」といったルールを学び，友だちと一緒に遊ぶ楽しさを経験します．まだ自分中心の遊びが多いころですが，徐々に他者の意図を理解し，協調性を育む基盤が形成されます．

　また，親が子どもに対して同じ養育態度をとっていると，そのイメージが恒常化されて，内化が進んでくる時期でもあります．親が内化されると，つまり，親が子どもの心の中に住むようになると，親の膝を離れてメイツ（同年齢の子ども）と遊ぶようになります．3歳はそうした親離れが始まる時期なのです．

e．生活（栄養・排泄・睡眠）

　3歳になると毎日の生活リズムがほぼ一定になってきます．1日3回の食事と1～2回の補食が標準的です．この時期は自分で食べる意欲が高まるものの，偏食や遊び食べがみられることも多いです．食事は無理強いせず，褒めて食べる意欲を促すことが大切です．食卓が楽しい雰囲気となるよう心がけます．排泄ではトイレトレーニングが進み，多くの子どもが自分でトイレを使えるようになりますが，失敗もみられるため，焦らず見守ることが大切です．睡眠は1日10～13時間が目安で，昼寝をする子どももいます．生活リズムを整えることで，睡眠の質が向上します．生活習慣は心身の成長の土台です．子どものころの生活習慣は将来の健康や生活習慣にも大きく影響しますので，家庭全体でよりよい生活習慣を育むことが大切です．

3歳児の特徴

- □　脚を交互にあげて階段を上る
- □　両足をそろえて跳べる
- □　クレヨンで○が書ける
- □　ハサミを使って紙を切る
- □　「誰と来ましたか？」に答えることができる
- □　長い・短いの区別ができる
- □　友だちと遊んでいて順番が待てる
- □　上着を自分で着ることができる

留意事項

　健診では子どもはとても緊張します．3歳児健診では，緊張する健診場面に子どもがどのような反応を示すか，ということも大切な観察のポイントになります．3歳になると多

くの子どもは診察に協力できるようになりますが，緊張して固まったり，「イヤっ」と診察を嫌がったりする子どもも少なくありません．ただ，不安や緊張から拒否している場合もありますが，言語発達の遅れから言語のやりとりを避けている可能性がないか，自閉スペクトラム症（autism spectrum disorder：ASD）の特性から新規場面に混乱している可能性がないか，情緒が不安定で慣れない場所や人に過度に不安や恐怖を感じている可能性がないか，などを考える必要があります．いずれも健診の場面だけで判断することはできません．待ち合いでどのように過ごしているか，子どもの行動に親がどのように反応しているか，なども観察し，気になる様子があれば関係者間で共有します．親からはふだんの家庭や園での子どもの様子はどうか，育児上の困りごとや子どもの発達や行動に関する心配がないかどうかを丁寧に聴き取り，必要に応じて育児相談や地域のフォローアップ支援を提案します．

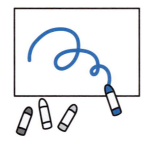

② 問診票

健やか子育て問診票 3歳児版

1．栄養・食事について

① 食事は何回とりますか？	食事1日（　　）回	補食1日（　　）回
② 食べている食材を選んでください．（あてはまるものすべてにチェック）	□ 炭水化物　□ 肉類　□ 果物	□ 野菜　□ 大豆製品　□ 乳製品
③ 毎日朝食をとりますか？	□ はい	□ いいえ
④ 家族で一緒に食事をとりますか？	□ はい	□ いいえ
⑤ テレビや動画を観ながら食事することはありますか？	□ まったくない　□ ほとんどない	□ ときどきある　□ いつもある
⑥ お子さんが食べるとき，いつも大人が見守っていますか？	□ はい	□ いいえ
⑦ 食事について心配なことはありますか？	□ いいえ	□ はい（　　　　　）

2．睡眠について

① お布団に入る時間帯は決まっていますか？	□ はい	□ いいえ
② お子さんは夜～朝まで，合計何時間眠れていますか？	□ 9時間以上	□ 7～8時間　□ 6時間以下
③ お子さんが（一度寝てから）夜中に起きることはありますか？	□ まったくない　□ ほとんどない	□ ときどきある　□ いつもある
④ 寝る直前にテレビや動画を観ることはありますか？	□ まったくない　□ ほとんどない	□ ときどきある　□ いつもある
⑤ 睡眠について困っていることはありますか？	□ いいえ	□ はい

3．遊びやメディア使用について

① お子さんの好きな遊びはなんですか？　（　　　　　　　　　）		
② お子さんが，家族（お父さん・お母さん・きょうだい等）と一緒にする遊びはなんですか？（あてはまるものをすべて選んでください）	□ お絵かき・工作　□ 絵本を読む　□ 歌・踊り　□ ごっこ遊び　□ おもちゃ遊び	□ デジタルゲーム（ゲームアプリも含む）　□ 外遊び　□ 特にない
③ お子さんは，テレビ，DVD，動画を観ることはありますか？	□ まったくない　□ ほとんどない	□ ときどきある　□ いつもある
④ お子さんは，スマートフォンやタブレットでアプリやゲームをすることはありますか？	□ まったくない　□ ほとんどない	□ ときどきある　□ よくある
⑤ あなたは，娯楽（家事・仕事以外）のためメディア（テレビ，タブレット，スマートフォン，パソコン等）を1日にどれほど利用しますか？	□ まったくない　□ ほとんどない	□ ときどきある　□ よくある

4．こころの健康について

① 朝起きる時間，食事，入浴，就寝時間は毎日ほぼ同じですか？	□ はい	□ いいえ
② お子さんとよくおしゃべりしますか？	□ はい	□ いいえ
③ 家族のルールはありますか？（テレビや片づけの時間など）	□ はい	□ いいえ

④ お子さんは悲しいとき，怒っているときなど気持ちを教えてくれますか？	□ はい	□ いいえ
⑤ 大人が対応に困るほどの「かんしゃく」はありますか？	□ いいえ	□ はい
⑥ お子さんが，人を叩く・ひっかく・嚙みつくことはありますか？	□ いいえ	□ はい
→ 「はい」の方：どう対応していますか？（　　　　　　　　　　　　　　　　　　　　　）		

5．安全について

① おうちの中の安全でない場所（台所・風呂場・階段・ベランダなど）にお子さんが入れないよう工夫をしていますか？		□ はい	□ いいえ
② お子さんが道路や駐車場など車の近くで遊ぶことはありますか？		□ いいえ	□ はい
【自転車に乗る方へ】お子さんは，	③ チャイルドシートに座り，ハーネス（ベルト）をきちんと装着していますか？	□ はい	□ いいえ
	④ ヘルメットをかぶっていますか？	□ はい	□ いいえ
【自動車に乗る方へ】お子さんは，	⑤ チャイルドシートを後部座席に設置していますか？	□ はい	□ いいえ
	⑥ チャイルドシートに座り，ハーネス（ベルト）をきちんと装着していますか？	□ はい	□ いいえ
	⑦ 大人は常にシートベルトをしていますか？	□ はい	□ いいえ

6．おうちについて

① お子さんの世話をしている大人は誰ですか？（あてはまるものをすべて選んでください）	□ 母　　□ 父 □ 祖母　□ 祖父　□ その他（　　　　　）
②「自分ひとりだけで子育てをしている」と感じますか？	□ いいえ ／ □ はい
③ お子さんに対して，いらいらすることはありますか？	□ まったくない　□ ときどきある □ あまりない　□ よくある
④ お子さんに対して，どなってしまうことはありますか？	□ まったくない　□ ときどきある □ あまりない　□ よくある
⑤ 子育てにおいて「もう無理」「誰か助けて」と感じたことはありますか？	□ まったくない　□ ときどきある □ あまりない　□ よくある
⑥ お子さんが大人同士のけんかや暴力を目撃することはありますか？	□ いいえ ／ □ はい
⑦ 子育てに必要な物，衣類，食料を買う際，金銭的な心配はありますか？	□ いいえ ／ □ はい
⑧ 家族に，タバコや電子タバコを吸う人はいますか？	□ いいえ ／ □ はい

7．発達について

① 言葉の発達について，遅いなどの心配がありますか？	□ いいえ	□ はい
② 運動の発達について，うまく走れないなどの心配がありますか？	□ いいえ	□ はい
③ 落ち着きがなくて危ないなどの心配がありますか？	□ いいえ	□ はい
④ 同年齢の子どもとうまく関われないなどの心配がありますか？	□ いいえ	□ はい

第5章　3歳児健康診査

❸ ガイド

健やか子育てガイド 3歳児版

1．栄養・食事について	対応質問番号
1) 1日3回，バランスよく健康的な食事を摂りましょう．高カロリーのもの，塩分や糖分が多いもの（お菓子，ジュース，スポーツドリンクなど）は控えましょう．	①②
2) 買い物でお子さんに野菜や果物を選んでもらうと，その食材に興味をもつきっかけになります．	②
3) 朝食はとても大切です．よく寝てよく食べると，よく遊びよく学ぶことができます．	③
4) 家族で食事を楽しみましょう．食事中はテレビを消しましょう．	④⑤
5) 食べ物で窒息することがあります．食べるときは座って，大人が必ず見守りましょう．粒状のもの（ブドウなど），硬いもの（イチゴやリンゴ，ウィンナーなど）は必ず小さく切ってからあげます．ナッツ類やポップコーンは安全ではないので，あげないようにしましょう．	⑥

2．睡眠について	対応質問番号
1) 3歳ころの理想の睡眠時間は昼寝もあわせて1日10時間以上といわれています．早く寝ましょう．	①②
2) 寝る前は部屋を暗くし，静かな環境にしましょう．寝る前に，絵本を読む，子守歌を歌うなど，毎日決まったことをするとお子さんの眠りが整いやすくなります．	③
3) 良い眠りのために，大人も子どもも寝る前のテレビや動画は控えましょう．布団にはタブレットやスマートフォンを持ち込まないようにしましょう．	④

3．遊びやメディア使用について	対応質問番号
1) お子さんと一緒に体を動かす遊びをしましょう．日光を浴びて外遊びをしましょう．おうちで遊ぶときは，おままごと，お絵かき，工作などがお勧めです．	①〜③
2) お子さんと絵本を読みましょう．読み聞かせや，内容についてのおしゃべりをしましょう．	②
3) 歌は言葉の発達を促します．お子さんと一緒に歌いましょう．	②
4) メディア（テレビ，ビデオ，動画，アプリ等）に触れるのは1日に合計で2時間までにしましょう．	③④
5) テレビ・DVD・動画を観る場合は，大人も一緒に観て，一緒に歌ったり踊ったりしましょう．	③
6) 幼稚園や保育園にまだ入園していない場合は，ほかのお子さんと遊ぶ機会をもちましょう．	
7) 大人のメディアの使い方はお子さんに影響します．大人もメディアの使いすぎに注意しましょう．	⑤

4．こころの健康について	対応質問番号
1) 食事・入浴・睡眠など，毎日行うこととそのスケジュールを決め，守りましょう．	①
2) お子さんがその日に見たものややったことについて，お子さんとおしゃべりしましょう．	②
3) テレビを消す時間，片づけの時間，簡単なお片づけなど，お子さんとのルールをつくりましょう．守ることができたら褒め，自信を育てましょう．スタンプ表，シール表もお勧めです．	③
4) こころの健やかな発達のために，怒りや葛藤の気持ちも含めた「感情」を表現することは大切です．お子さんが不安や嫌な気持ちを話してくれたら，その気持ちを否定せずに聞きましょう．	④
5)「自分でやりたい気持ち」が高まる時期です．着る洋服，遊び，食べ物などを選ぶときは「どっちがいい？」と選択肢を与え，お子さんに決めてもらいましょう．	④
6) 空腹や疲れなど，かんしゃくを起こす原因がわかっているときは，それを予防しましょう．かんしゃくが起きたら，屋外に出る，安全なおもちゃを渡すなど，気持ちをそらしましょう．	⑤

| 7) いけない行動・してほしくない行動を叱るのではなく，良い行動・してほしい行動をしている ときに褒めましょう．「良い行動」「いけない行動」をあらかじめ家族で相談し，お子さんに関 わる大人全員が「常に同じ態度をとる」ことが大切です． | ⑤⑥ |
| 8) 暴力的な行為は許してはいけません．叩く・蹴る場合，すぐにお子さんをその場所や親から離 し，ほかの安全な場所へ移動させます．大人が毎回同じ対応をすることが大切です． | ⑥ |

5．安全について	**対応質問番号**
1) 自宅内でお子さんが入ると危ない場所・危ないものがある場所には柵や鍵をつけましょう．	①
2) 車が通る可能性のある場所では，遊ばせません．駐車場に駐車するとき，お子さんが（自宅か ら出てきたり，先に降車したりして）車のそばにいないか確認しましょう．	②
3) 通園バスの停車・発車時にはお子さんから目を離さず，安全な場所で待ちましょう．	②
4)【自転車に乗る方へ】自転車に乗るときは必ずヘルメットを着用し，シートのハーネス（ベル ト）をつけましょう．チャイルドシートに乗せているときは，目を離してはいけません．自転 車を停止させて親がよそ見をしているときに転落・転倒することがあります．	③④
5)【自動車に乗る方へ】チャイルドシートは必ず後部座席に設置しましょう．助手席に乗せては いけません．大人はシートベルトを必ず着用し安全運転をしましょう．お子さんを車に乗せ たまま大人が車を離れることは，絶対にしてはいけません．	⑤〜⑦
6) 性犯罪の被害を防ぐため，お子さんに次のことを教えましょう． 　→ 水着で隠れる部分は，自分だけの大事な場所で，自分が見せてもいいと思う人（たとえば， 　　お母さん）以外には，絶対に見せない．自分が嫌なのに，誰かが見たり，触ったりしたら， 　　すぐに逃げて，お母さんやお父さんに言うこと．	

6．おうちについて	**対応質問番号**
1)「子どもを育てる」のはとても大切で，とても大変な仕事です．休みのない「親業」をがんばっ ているご自身を誇りに思ってください．子育てがつらいときは，家族や友人，小児科医に相談 しましょう．	①〜⑤
2) パートナーや家族はもちろん，友人に頼む，育児支援サービスの利用をするなどして，お子さ んのお世話を手伝ってもらいましょう．自分自身のための時間をつくりましょう．	②〜⑤
3) お子さんにいらいらしたり怒ったりしてしまうのは，一生懸命にお子さんに向き合っている証 拠です．感情的になりそうなときは，お子さんがいる場所が安全であることを確認し，短時間 部屋から出る（廊下やトイレへ行く），家族や友人に電話する，などしてみましょう．	②〜⑤
4) いかなる理由があっても家庭内暴力は犯罪です．がまんせずに相談してください． 　内閣府相談窓口　0120-279-889　（つなぐ　はやく）　　警察相談専用電話　#9110	⑥
5) タバコ・電子タバコの受動喫煙は心臓や肺の病気のリスクを高めます．家族に喫煙者がいる 場合は禁煙を強くお勧めします．喫煙者がいる場所は避けましょう．	⑧

その他
1) 歯の健康を守るため，1日2回はフッ素入り歯みがき粉で歯をみがき，大人が仕上げみがきをしましょう．
2) 歯がとても大切であることをお子さんに教えましょう．定期的に歯科医院を受診しましょう．

第5章

3歳児健康診査

④　解　説

　令和5年度こども家庭科学研究費補助金等 成育疾患克服等次世代育成基盤研究事業 身体的・精神的・社会的 (biopsychosocial) に乳幼児・学童・思春期の健やかな成長・発達をポピュレーションアプローチで切れ目なく支援するための社会実装化研究（研究代表者 永光信一郎），個別の乳幼児健診における保健指導の充実に関する研究（分担研究者 小枝達也）で作成された「健やか子育てガイド」に記されたデータを示しながら，解説します.

問診票項目　1．栄養・食事について

　　質問：③毎日朝食をとりますか？
　　　　　□はい　　□いいえ
　　回答：「はい」98.0％,「いいえ」2.0％

　　質問：⑤テレビや動画を観ながら食事することはありますか？
　　　　　□まったくない　　　□ほとんどない　　　□ときどきある　　　□いつもある
　　回答：「まったくない」12.8％,「ほとんどない」10.4％
　　　　　「ときどきある」50.3％,「いつもある」26.5％

> 解説

　3歳児では1日3回の食事と2回の補食（おやつ）が一般的です. 基本的な生活習慣のある1日の始まりとして，朝食をとることはとても大切です. 家族がそろって楽しく食事をすると身体も心も健やかに成長します.
　また，調査結果では4分の3以上の子どもがテレビや動画を観ながら食事をしています. テレビを消して，食事そのものを楽しむ，食事に興味をもつような環境の大切さを，保健指導として伝えるようにしましょう.

問診票項目　2．睡眠について

　　質問：②お子さんは夜〜朝まで，合計何時間眠れていますか？
　　　　　□9時間以上　　□7〜8時間　　□6時間以下
　　回答：「9時間以上」78.1％,「7〜8時間」21.5％,「6時間以下」0.3％

質問：④寝る直前にテレビや動画を観ることはありますか？
　　　□まったくない　　□ほとんどない　　□ときどきある　　□いつもある
回答：「まったくない」12.4％，「ほとんどない」18.7％
　　　「ときどきある」49.2％，「いつもある」19.7％

解説

　3歳児では1日10〜13時間の睡眠を確保することが推奨されています．調査結果では，20％以上の3歳児が7〜8時間の睡眠時間であり，昼寝の1〜2時間を加えても，1日の睡眠時間は不足していると思われます．遊びたくて寝ることを嫌がる時期ではありますが，就寝時刻を決めて規則正しく寝る習慣を身につけたいところです．また，約20％の3歳児がいつも夜寝る直前までテレビや動画を観ているという結果でした．目に光が当たるとメラトニンというホルモンの分泌が抑制されて，寝つきが悪くなったり，夜間の中途覚醒が多くなったりします．夜は暗くして，添い寝をする，お話をしてあげる，歌を歌ってあげるなど，寝かしつける工夫をしましょう．

 ## 問診票項目　3．遊びやメディア使用について

質問：③お子さんは，テレビ，DVD，動画を観ることはありますか？
　　　□まったくない　　□ほとんどない　　□ときどきある　　□いつもある
回答：「まったくない」1.0％，「ほとんどない」1.3％，
　　　「ときどきある」32.4％，「いつもある」64.5％

解説

　95％以上の3歳児がメディアを使って動画などを観ているという結果でした．このようにメディアは幼児の生活に欠かすことができない存在になっています．先述しましたが，食事中にもテレビを観ている子どもが75％以上もいますので，メディアを使う時間や使い方を考えて楽しむようにしましょう．

問診票項目　4．こころの健康について

質問：⑤大人が対応に困るほどの「かんしゃく」はありますか？
　　　□いいえ　　□はい
回答：「いいえ」75.3％，「はい」24.7％

質問：⑥お子さんが，人を叩く・ひっかく・噛みつくことはありますか？
　　　□いいえ　　□はい
回答：「いいえ」82.8％，「はい」17.2％

解説

　約4分の1の3歳児が対応に困るほどのかんしゃくを起こし，約6分の1の3歳児が乱暴な行動があるという結果でした．自己主張と自己抑制の発達の研究では，3歳過ぎから自己主張が強くなるのに対し，自己抑制の発達は未熟であるようです．自己主張をするようにみえるのは，3歳児の年齢的な特徴なのかもしれません．そうはいっても，こうした子どもの行動と親のメンタルヘルスの間にはとても密接な関係が示唆されていますので，これらの問診項目に「はい」という回答があった場合には，子どもの状態にも留意すると同時に，保護者のメンタルの状態にも留意しましょう．

問診票項目　5．安全について

質問：①おうちの中の安全でない場所（台所・風呂場・階段・ベランダなど）に
　　　　お子さんが入れないよう工夫をしていますか？
　　　□はい　　□いいえ
回答：「はい」62.4％，「いいえ」37.6％

質問：②お子さんが道路や駐車場など車の近くで遊ぶことはありますか？
　　　□いいえ　　□はい
回答：「いいえ」82.8％，「はい」17.2％

解説

　家庭での安全に対する工夫をしているのが，3歳児がいる家庭では約60％という結果でした．1歳6か月児がいる家庭では約85％でしたので，かなり少なくなっています．3歳児では行動範囲が広がります．道路で遊ぶという3歳児も約6人に1人という回答になっていますので，安全への配慮は継続してほしいところです．健診時に注意喚起をしていきましょう．

問診票項目　6．おうちについて

質問：②「自分ひとりだけで子育てをしている」と感じますか？
　　　□いいえ　　　□はい
回答：「いいえ」91.2％，「はい」8.8％

質問：⑥お子さんが大人同士のけんかや暴力を目撃することはありますか？
　　　□いいえ　　　□はい
回答：「いいえ」96.3％，「はい」3.7％

解説

　育児を一人でがんばっていると感じている保護者は10％弱でした．育児での孤立感が生じないように，家族内での育児の協働に対する呼びかけや，育児の大変さを共有できる子育てサークルのような場を提供できるとよいでしょう．子ども虐待が増え続けていますが，増加分の多くは"面前DV"といわれる心理的虐待です．この問診項目に対して「はい」という回答があった場合には，健診とは別日に相談の予約を入れるなど，相談しやすい環境を整える配慮が必要でしょう．

❺　データ

　3歳児健康診査は，九州の中核市小児科医会に協力を依頼し，9医療機関の協力を得て，304名のデータを収集しました．そのなかで，年齢が3歳0か月から3歳11か月のデータ299名を解析の対象としました．

基本情報

　男女比率はほぼ同等，第1子48.3％，第2子36.6％と大半を占めていました．

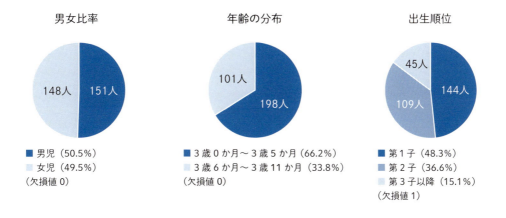

第5章　3歳児健康診査

栄　養

　朝食をとることは，1日の始まりに必要なエネルギーを補給し，体と脳を「活動モード」へ切り替えるスイッチの役割を果たします．この「スイッチ」を毎朝きちんと入れることで，子どもが元気よく遊び，学び，成長できる基盤が整います．人間の体は，体内時計によって活動と休息のサイクルが調整されています．朝食をとることは，このリズムを整える重要な合図となります．朝食をとることで，胃腸が動き始め，消化液が分泌され，栄養が吸収されます．体と脳に栄養が届けられることで，体温が上がり，体が活発に動ける状態となります．さらに，脳が活性化して意欲や集中力が高まり，遊びや運動に積極的に取り組むことができるようになります．

　また，朝食をとることは規則正しい生活習慣を形成するうえでも大切です．朝食をとることで昼食や夕食の時間も安定しやすくなります．食事の時間が一定することによって，生活リズムが整い，覚醒と睡眠のリズムが安定することによって，睡眠の質が向上します．さらに，朝食は，家族が一緒に過ごす貴重な時間でもあります．特に忙しい家庭では，朝食時の会話が子どもの情緒安定や安心感につながります．もちろん，食欲には個人差があります．おなかが空いて朝起きてきて，朝からしっかり朝食をとる子どももいれば，朝はあまり食べたがらない子どももいます．その場合は無理せず少量でも大丈夫です．温かいスープやお味噌汁，小さくカットしたフルーツやヨーグルトなどの軽くて食べやすいものを選び，無理のない範囲で栄養を補給することを心がけるとよいでしょう．親子で楽しい朝の時間を共有しながら，朝食を通じて子どもが1日のよいスタートを切れるよう，家族全体で生活習慣を整えていきましょう．

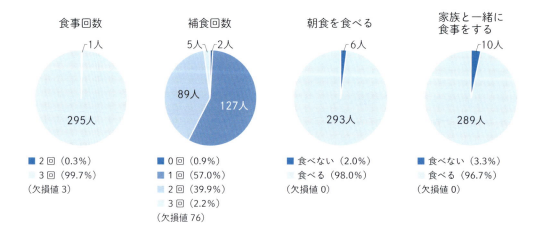

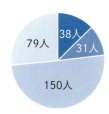

テレビや動画を
観ながらの食事

38人
31人
79人
150人

■ まったくない（12.8%）
■ ほとんどない（10.4%）
■ ときどきある（50.3%）
□ いつもある （26.5%）
（欠損値1）

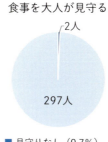

食事を大人が見守る

2人

297人

■ 見守りなし（0.7%）
□ 見守りあり（99.3%）
（欠損値0）

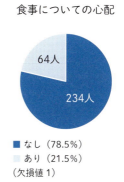

食事についての心配

64人

234人

■ なし（78.5%）
□ あり（21.5%）
（欠損値1）

 睡　眠

　3歳児には，1日10〜13時間の睡眠を確保することが推奨されています．十分な睡眠時間をとることは大切ですが，子どもは夜中に目を覚ますことがしばしばあります．3歳ころになると，睡眠サイクルが安定し，分離不安も軽減されるため，中途覚醒は少なくなってきますが，子どもによっては中途覚醒が続く場合もあります．今回の調査によれば，中途覚醒が「ときどきある」「よくある」と回答した割合は，1歳6か月児健診でそれぞれ40.2%，20.6%，3歳児健診では29.1%，2.7%でした．また，3歳児健診において中途覚醒が「どきどきある」「よくある」と回答した割合は，就寝時間が決まっていない場合，寝る直前のテレビ・動画視聴が「いつもある」，親が子に対していらいらすることが「いつもある」，また子どもの発達について心配がある場合において高い傾向がみられました．3歳を過ぎても頻回に夜間の中途覚醒が続く場合，①身体的問題がないか（過度の疲れ，いびきや鼻づまり，皮膚のかゆみなど），②子どもが不安になる原因がないか（弟や妹が生まれた，ペットがなくなったといった家庭内での変化，保育園での出来事，心配なニュースなど），③睡眠環境や生活習慣の問題がないか（寝る直前の動画視聴，ほかの起きている家族の生活音，就寝時間が不規則など）を確認するとともに，睡眠以外の育児上の困りごとや，子どもの発達や行動に関する心配がないかも確認します．就寝時間を含めて生活リズムを整えること，睡眠環境を快適に整えること，寝る前1時間以内の動画視聴を避け，絵本の読み聞かせや子守歌などで，穏やかで安心感のある就寝環境をつくることを助言します．子どもが夜中に目を覚ましたときは，過剰に対応せず，背中をトントンする，静かで穏やかに短く声かけする（たとえば，「いい子，いい子」等）など，シンプルで一貫した方法で寝かしつけることで，子どもが自分で眠りに戻る力を育てることを助言します．親自身がストレスを溜めないよう無理のない範囲で対応し，困ったときはかかりつけ小児科医に相談するよう伝えましょう．

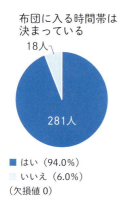

布団に入る時間帯は
決まっている

18人
281人

■ はい（94.0%）
□ いいえ（6.0%）
（欠損値 0）

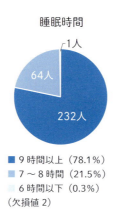

睡眠時間

1人
64人
232人

■ 9 時間以上（78.1%）
■ 7 ～ 8 時間（21.5%）
□ 6 時間以下（0.3%）
（欠損値 2）

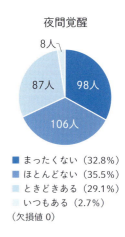

夜間覚醒

8人
87人
98人
106人

■ まったくない（32.8%）
■ ほとんどない（35.5%）
■ ときどきある（29.1%）
□ いつもある（2.7%）
（欠損値 0）

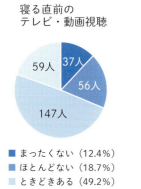

寝る直前の
テレビ・動画視聴

37人
56人
59人
147人

■ まったくない（12.4%）
■ ほとんどない（18.7%）
■ ときどきある（49.2%）
□ いつもある（19.7%）
（欠損値 0）

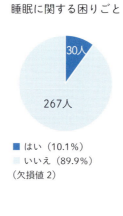

睡眠に関する困りごと

30人
267人

■ はい（10.1%）
□ いいえ（89.9%）
（欠損値 2）

遊びやメディア使用

　育児を取り巻く環境は大きく変化しています．テレビ番組が主なメディアであったころ
は，視聴時間が放送時間に制限されていたため，親が子どものテレビ視聴時間や内容をコ
ントロールしやすい状況でした．しかし，現在はインターネットの普及によって，スマー
トフォンやタブレットを通じて，いつでもどこでも動画コンテンツにアクセスできる時代
となりました．メディアの利用なく生活することが難しい社会環境のなかで，子どもへの
メディアの適切な与え方が子育てにおける重要な課題となっています．

　教育的なコンテンツや知育アプリが増える一方で，不適切な映像を目にするリスクも高
まっています．興味のあるコンテンツが自動再生され，視聴時間が長時間化しやすい状況
が生まれています．子どもは外界からの刺激を五感で感じ，反応を返します．この相互
作用の繰り返しによって，脳の神経回路が形成されます．脳と心の健全な発達には，触れ
合ったり目と目を合わせたりしながら言葉や感情を交わすこと，直接的な体験や人間関係
を積み重ねることが不可欠であり，メディアはこれを十分に補うことができません．メ
ディアからの強く一方的な刺激が持続的に加えられることは，子どもの探索的な行動や創

造的な遊び，コミュニケーションの発達を阻害する可能性があります．泣き止ませるための動画視聴は，子どもが自分で自分を落ち着かせる経験につながらず，さらに動画を求めるようになります．

　メディア依存を防止するためには，親がメディアの与え方をコントロールすることが重要です．日本小児科医会[1]は，2歳未満の子どものメディア視聴を最小限にすること，2歳以上でも1日の視聴時間を2時間以内に抑えることを提言しています．コンテンツの内容は親が確認し，子どもにとって適切であることを確認する必要があります．メディア利用における5つのC（子どもの発達段階に合っている，内容が吟味されている，落ち着かせるためのメディア利用以外の方法をもつ，大切な活動をメディアに占拠させない，コミュニケーションを重視する）[2,3]が参考になります．睡眠の質を守るために，寝室にメディアを持ち込まないこと，寝る前1時間以内のメディア視聴を避けることも大切です．3歳は自立心を伸ばす大切な時期です．保護者と子どもが一緒にメディアの利用ルールを話し合うこと，保護者自身が良い手本を示して適切にスマホやメディアを使用することが大切です．

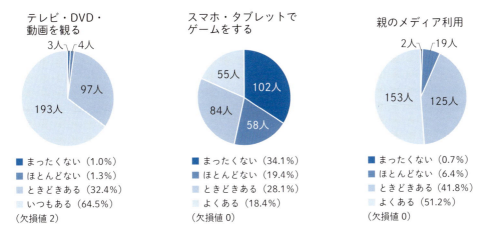

第5章

3歳児健康診査

テレビ・DVD・動画を観る

3人　4人
97人
193人

■ まったくない（1.0%）
■ ほとんどない（1.3%）
■ ときどきある（32.4%）
□ いつもある（64.5%）
（欠損値2）

スマホ・タブレットでゲームをする

55人
102人
84人
58人

■ まったくない（34.1%）
■ ほとんどない（19.4%）
■ ときどきある（28.1%）
□ よくある（18.4%）
（欠損値0）

親のメディア利用

2人　19人
153人
125人

■ まったくない（0.7%）
■ ほとんどない（6.4%）
■ ときどきある（41.8%）
□ よくある（51.2%）
（欠損値0）

🐰 こころの健康

　3歳のころは，自我が芽生え，感情やこころの発達が著しく進む時期です．この時期の子どもは，自分自身と他者への理解を深めるなかで，さまざまな感情や社会性を育みます．自分が他者と異なる存在であることを認識し，「ぼくがやる」「これはわたしの」と強く自己主張するようになります．一方で，他者との関係性が発展し，大人との関わりからほかの子どもとの関わりへと人間関係が広がってきます．まだ自己中心的な行動が多く子ども同士のトラブルも多い時期ですが，友だちとの遊びのなかで，やりたくてもできないことがあるという葛藤を経験し，がまんすることを学びます．「かーしーて」「どーぞ」とおもちゃを貸し借りしたり，順番を待って一緒に遊んだりすることができるようになってきます．そのような経験を積み重ねるなかで，相手にもやりたいことがあること，そして，「気持ち」があることに気づくようになります．

　このような時期に「感情」を言葉にすることはとても大切です．「うれしい」「嫌だった」「怒っている」と感情を言葉にすることで，自分の気持ちを認識する力が育まれ，「くやしい」「はずかしい」「さみしい」といった複雑で多様な感情があることを学びます．「ぼくはとっても嫌だったんだ」といったように感情を言葉にすることは，自分の気持ちを落ち着けたり，ネガティブな気持ちを和らげたりすることにもつながります．「ママはとっても悲しいよ」と親が自分の気持ちを言葉にしたり，「○○ちゃんはどんな気持ちだったのかな？」と問いかけたりすることで，子どもが相手の感情に気づき，想像することが促されます．子どもが不安や嫌な気持ちを話してくれたら，たとえネガティブな言葉であっても，それが子どもなりの素直な自己表現です．親が子どもの感情を尊重して受け止め，「そうか，嫌だったね」と言葉にして返すことで，子どもは「自分の気持ちを理解してもらえた」と感じ，「自分の気持ちは大切なんだ」という自己肯定感をもつことができます．自我が芽生え，社会性が育つ時期に，感情を言葉で表現する力を育むことは非常に重要です．

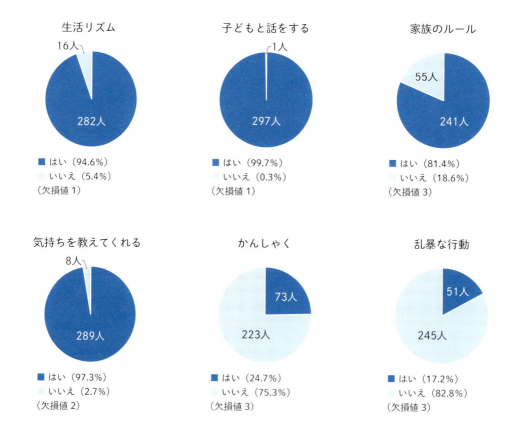

おうちの状況や安全について

　3歳になると，運動能力の高まりとともに行動範囲が広がり，親が思わぬところへ子どもが行ったり上がったりします．家庭内における火や水の事故，高いところからの転落などに注意しましょう．家族みんなで家庭内の危険な個所について確認することが大切です．

　また，3歳になると，親から離れて同年齢の子どもと遊ぶようにもなります．家庭内だけでなく，日常生活のなかでの行動範囲を確認して，道路への飛び出しやお店の駐車場で急に一人でお店の中へ走っていくなど，危険な行動がないかを確認し，日ごろから大人が気をつけるとともに，子ども自身にも注意事項として教えておくとよいでしょう．

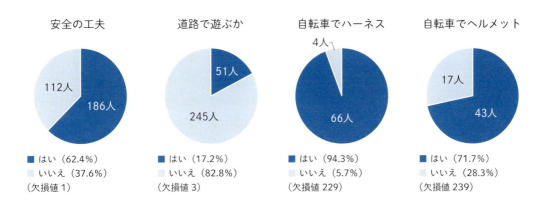

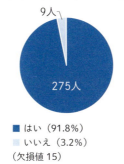

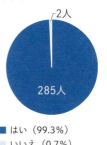

おうちについて

　子育ては予想外の連続です．夜泣きで寝不足になりいらいらすることや，何をしても泣き止まない子どもに自分が泣きたくなることもあるでしょう．イヤイヤ期には，自己主張が強まり，思いどおりにならない我が子にいらいらや怒りをぶつけてしまうこともあるでしょう．子ども同士のトラブルで保育園から報告を受け，対応に悩むこともあるかもしれません．こうした予想外の行動や，思いどおりにいかない育児に向き合うことは，親にとって大きなストレスであり，多くの親がいらいらや怒りを感じています．

　親も人間であり，いらいらを感じることは自然なことです．「いらいらしてはいけない」と自分を責めすぎず，「わたし，いらいらしている」と自分の感情に気づくことが大切です．自分の感情を客観的に意識することで，自分の感情を受け止めやすくなります．さらに，その感情は悪いものではなく，子どもに真剣に向き合っているからこそ生まれる感情であることを伝え，日々の子育てを労うことも大切です．

　それでもいらいらが高まって気持ちを納めることができないこともあります．そのようなときの工夫を事前に助言しておくことも大切です．感情的になりそうなときは，「深呼吸して心の中で10秒数える」など，ワンクッションはさむことで衝動的な気持ちの高ぶりを抑えることができます．子どもが安全な状態であれば，「その場を離れる」「外の空気を吸う」など，場所を変えて距離を置くことはお互いのクールダウンにつながります．自分にあった方法で対応を工夫してみることを助言します．

　少し冷静になることができれば，うまくできた自分を褒めましょう．自分を大切にすることはとても大切です．そして，子どもは何を伝えたかったのか，子どもの行動の背景を子どもの視点で考えてみるとよいでしょう．子どもの捉え方が理解できると，子どもの行動を受け入れやすくなります．自分が悪かったと思ったら，「さっきは怒ってごめんね」と言葉にして伝えたり，抱きしめたりして安心させてあげるとよいでしょう．

　子育ては長い道のりです．失敗の連続であり，落ち込むこともあるでしょう．しかし，完璧を求めず，失敗を親と子の成長途上での経験として受け入れ，小さな成功や楽しい瞬間を大切にすることで，親子の絆はより強まります．子どもたちが寝たあとに，子どもの寝顔を見て「がんばってきたなぁ，わたし」「また明日もがんばろう」と思えるように，皆で力を合わせて取り組みましょう．

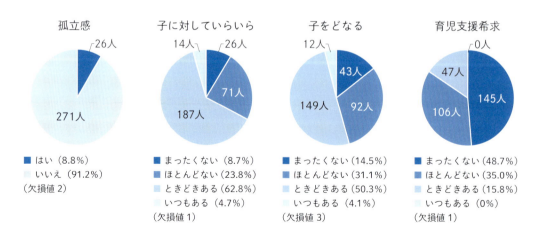

孤立感
26人
271人
■ はい（8.8%）
□ いいえ（91.2%）
（欠損値 2）

子に対していらいら
14人　26人
71人
187人
■ まったくない（8.7%）
■ ほとんどない（23.8%）
□ ときどきある（62.8%）
□ いつもある（4.7%）
（欠損値 1）

子をどなる
12人
43人
149人　92人
■ まったくない（14.5%）
■ ほとんどない（31.1%）
□ ときどきある（50.3%）
□ いつもある（4.1%）
（欠損値 3）

育児支援希求
0人
47人
145人
106人
■ まったくない（48.7%）
■ ほとんどない（35.0%）
□ ときどきある（15.8%）
□ いつもある（0%）
（欠損値 1）

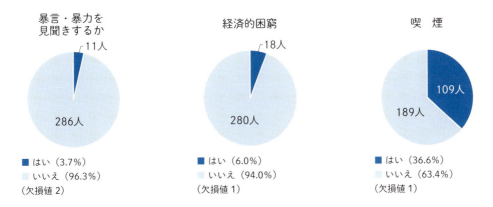

暴言・暴力を
見聞きするか
11人
286人
■ はい （3.7%）
いいえ （96.3%）
（欠損値 2）

経済的困窮
18人
280人
■ はい （6.0%）
いいえ （94.0%）
（欠損値 1）

喫　煙
109人
189人
■ はい （36.6%）
いいえ （63.4%）
（欠損値 1）

 ## 発達について

　3歳児健診では，発達に関する問診項目を入れています．3歳では言葉の発達に関する心配や落ち着きのなさに関する心配が多いようです．言語発達には個人差が大きいですし，3歳児では時間の感覚が身についていないため，目の前にある物に飛びつく傾向がありますので，落ち着きのなさの判断には慎重さが求められます．ただ，分析結果では，言葉の遅れと落ち着きのなさは，親のメンタルヘルスと関連がありましたので，子どもの状態とともに保護者のメンタルヘルスについても気配りが求められます．

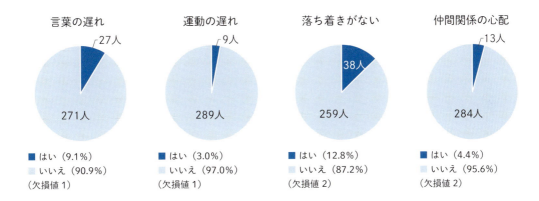

言葉の遅れ
27人
271人
■ はい （9.1%）
いいえ （90.9%）
（欠損値 1）

運動の遅れ
9人
289人
■ はい （3.0%）
いいえ （97.0%）
（欠損値 1）

落ち着きがない
38人
259人
■ はい （12.8%）
いいえ （87.2%）
（欠損値 2）

仲間関係の心配
13人
284人
■ はい （4.4%）
いいえ （95.6%）
（欠損値 2）

第5章

3歳児健康診査

分析結果

　問診票から得られたデータをもとに，メディア使用が子どもの生活に及ぼす影響ならびに子どもの行動が親子の関係性に及ぼす影響について以下の4つの仮説を立てて，多変量ロジスティック回帰分析を行いました．

　　仮説Ⅰ．メディア使用と子どもの生活習慣には関連がある

　　仮説Ⅱ．メディア使用と親のいらいらなどには関連がある

　　仮説Ⅲ．子どもの粗暴な行動は親のいらいらや怒りを誘発し，育児支援希求を増大させる

　　仮説Ⅳ．子どもの発達上の課題は親のいらいらや怒りを誘発し，育児支援希求を増大させる

a．仮説Ⅰ「メディア使用と子どもの生活習慣には関連がある」の検証

　睡眠上の問題（夜中に起きる，睡眠時間が短い）とメディア使用の状況との関連を，多変量ロジスティック回帰分析にて調べました．「夜中に起きる」については，「まったくない」「ほとんどない」の回答と「ときどき」「いつも」の回答の二項として多変量ロジスティック回帰分析を行いました．その結果，メディア使用の状況と有意に関連するものはありませんでした．

　睡眠時間は6時間以下という回答が1名のみであったため，7～8時間と9時間以上の二項として多変量ロジスティック回帰分析を行いました．その結果，メディア使用の状況と有意に関連するものはありませんでした．

　以上のことから，メディア使用と子どもの睡眠上の課題には関連があるという仮説は成立しないと判断されました．なお，睡眠時間とTV，動画視聴は準完全分離であり，表には掲載しませんでした．

目的変数	説明変数	目的変数の回答 Yes／説明変数の各回答	オッズ比	95%信頼区間		p 値
夜中に起きる	就寝前の動画視聴（まったくない）	6／35	---	---	---	---
	就寝前の動画視聴（ほとんどない）	12／52	1.52	0.50	4.60	0.46
	就寝前の動画視聴（ときどき）	46／130	2.53	0.96	6.65	0.06
	就寝前の動画視聴（いつも）	20／53	2.76	0.95	8.04	0.06
夜中に起きる	スマホでゲーム（まったくない）	28／94	---	---	---	---
	スマホでゲーム（ほとんどない）	15／54	0.88	0.41	1.89	0.74
	スマホでゲーム（ときどき）	21／73	0.93	0.46	1.87	0.84
	スマホでゲーム（いつも）	20／49	1.53	0.72	3.22	0.27
夜中に起きる	見ながら食事（まったくない）	9／35	---	---	---	---
	見ながら食事（ほとんどない）	10／30	1.50	0.49	4.55	0.47
	見ながら食事（ときどき）	42／137	1.30	0.55	3.08	0.55
	見ながら食事（いつも）	23／68	1.53	0.59	3.93	0.38

つづく

夜中に 起きる	TV，動画を観る（まったくない）	1 / 3	---	---	---	---
	TV，動画を観る（ほとんどない）	2 / 4	1.85	0.08	43.3	0.70
	TV，動画を観る（ときどき）	16 / 91	0.39	0.03	4.73	0.46
	TV，動画を観る（いつも）	65 / 172	1.21	0.10	14.06	0.88
睡眠時間が 短い	就寝前の動画視聴（まったくない）	5 / 35	---	---	---	---
	就寝前の動画視聴（ほとんどない）	7 / 52	0.97	0.27	3.48	0.97
	就寝前の動画視聴（ときどき）	30 / 130	1.81	0.63	5.26	0.27
	就寝前の動画視聴（いつも）	14 / 53	2.04	0.63	6.61	0.23
睡眠時間が 短い	スマホでゲーム（まったくない）	18 / 94	---	---	---	---
	スマホでゲーム（ほとんどない）	14 / 54	1.43	0.61	3.34	0.41
	スマホでゲーム（ときどき）	12 / 73	0.73	0.31	1.72	0.47
	スマホでゲーム（いつも）	12 / 49	1.29	0.53	3.11	0.58
睡眠時間が 短い	見ながら食事（まったくない）	4 / 35	---	---	---	---
	見ながら食事（ほとんどない）	4 / 30	0.99	0.21	4.75	0.99
	見ながら食事（ときどき）	27 / 137	1.56	0.49	4.95	0.45
	見ながら食事（いつも）	21 / 68	2.52	0.76	8.38	0.13

b．仮説Ⅱ「メディア使用と親のいらいらなどには関連がある」の検証

メディア使用の状況と親のいらいらなどの関係を多変量ロジスティック回帰分析で調べました．いつも就寝直前まで動画を観る子どもでは親がどなるという状態と関連しており，オッズ比が有意に高かったです．それ以外にはオッズ比が有意に高いものはありませんでした．

以上のことから，仮説Ⅱは部分的に成立すると考えられました．

目的変数	説明変数	目的変数の 回答 Yes / 説明変数の 各回答	オッズ比	95%信頼区間		p 値
親が いらいら	就寝前の動画視聴（まったくない）	23 / 35	---	---	---	---
	就寝前の動画視聴（ほとんどない）	33 / 52	0.84	0.34	2.11	0.72
	就寝前の動画視聴（ときどき）	89 / 130	1.14	0.51	2.56	0.76
	就寝前の動画視聴（いつも）	36 / 53	1.13	0.44	2.90	0.80
親が いらいら	スマホでゲーム（まったくない）	60 / 94	---	---	---	---
	スマホでゲーム（ほとんどない）	41 / 54	1.90	0.87	4.16	0.11
	スマホでゲーム（ときどき）	48 / 73	1.06	0.55	2.07	0.86
	スマホでゲーム（いつも）	32 / 49	1.11	0.52	2.34	0.79
親が いらいら	見ながらの食事（まったくない）	21 / 35	---	---	---	---
	見ながらの食事（ほとんどない）	20 / 30	1.25	0.44	3.58	0.67
	見ながらの食事（ときどき）	94 / 137	1.49	0.68	3.29	0.32
	見ながらの食事（いつも）	46 / 68	1.38	0.57	3.33	0.47
親が いらいら	TV，動画を観る（まったくない）	1 / 3	---	---	---	---
	TV，動画を観る（ほとんどない）	3 / 4	6.10	0.22	172.28	0.29
	TV，動画を観る（ときどき）	52 / 91	2.78	0.24	32.77	0.42
	TV，動画を観る（いつも）	125 / 172	5.61	0.48	65.14	0.17

つづく

親が どなる	就寝前の動画視聴（まったくない）	16 / 35	---	---	---	---
	就寝前の動画視聴（ほとんどない）	19 / 52	0.71	0.29	1.73	0.45
	就寝前の動画視聴（ときどき）	73 / 130	1.45	0.68	3.14	0.34
	就寝前の動画視聴（いつも）	36 / 53	2.62	1.05	6.54	0.04
親が どなる	スマホでゲーム（まったくない）	44 / 94	---	---	---	---
	スマホでゲーム（ほとんどない）	32 / 54	1.63	0.81	3.28	0.17
	スマホでゲーム（ときどき）	44 / 73	1.65	0.87	3.14	0.13
	スマホでゲーム（いつも）	24 / 49	1.03	0.51	2.11	0.93
親が どなる	見ながらの食事（まったくない）	14 / 35	---	---	---	---
	見ながらの食事（ほとんどない）	11 / 30	0.78	0.28	2.23	0.65
	見ながらの食事（ときどき）	82 / 137	2.10	0.96	4.56	0.06
	見ながらの食事（いつも）	37 / 58	1.57	0.66	3.71	0.30
親が どなる	TV, 動画を観る（まったくない）	1 / 3	---	---	---	---
	TV, 動画を観る（ほとんどない）	1 / 4	0.65	0.02	18.56	0.80
	TV, 動画を観る（ときどき）	43 / 91	1.91	0.16	23.25	0.61
	TV, 動画を観る（いつも）	99 / 172	2.97	0.25	35.42	0.39
育児支援 希求	就寝前の動画視聴（まったくない）	7 / 35	---	---	---	---
	就寝前の動画視聴（ほとんどない）	9 / 52	0.95	0.31	2.95	0.93
	就寝前の動画視聴（ときどき）	17 / 130	0.52	0.19	1.43	0.20
	就寝前の動画視聴（いつも）	9 / 53	0.86	0.27	2.71	0.80
育児支援 希求	スマホでゲーム（まったくない）	20 / 94	---	---	---	---
	スマホでゲーム（ほとんどない）	8 / 54	0.62	0.24	1.59	0.32
	スマホでゲーム（ときどき）	9 / 73	0.51	0.21	1.26	0.14
	スマホでゲーム（いつも）	5 / 49	0.40	0.13	1.20	0.10
育児支援 希求	見ながらの食事（まったくない）	6 / 35	---	---	---	---
	見ながらの食事（ほとんどない）	6 / 30	1.20	0.32	4.48	0.79
	見ながらの食事（ときどき）	18 / 137	0.65	0.23	1.85	0.42
	見ながらの食事（いつも）	12 / 68	0.92	0.29	2.89	0.89
育児支援 希求	TV, 動画を観る（まったくない）	1 / 3	---	---	---	---
	TV, 動画を観る（ほとんどない）	1 / 4	0.54	0.02	15.90	0.72
	TV, 動画を観る（ときどき）	10 / 91	0.18	0.01	2.30	0.19
	TV, 動画を観る（いつも）	30 / 172	0.36	0.03	4.34	0.42

c．仮説Ⅲ「子どもの粗暴な行動は親のいらいらや怒りを誘発し，育児支援希求を増大させる」の検証

　親がどなる，親がいらいらするは，「まったくない」と「あまりない」という回答数の合計と「ときどきある」と「よくある」の回答数の合計の二項として多変量ロジスティック回帰分析を行いました．

　親がどなる，親がいらいらする，育児支援希求のいずれとも関連があるのは，子どものかんしゃくであり，オッズ比が有意に高かったです．子どもが人を叩く・ひっかく・噛みつくなどの乱暴な行動と関連があったのは，親のいらいらと親がどなるという行動で，オッズ比が有意に高かったです．

　以上のことから，子どもの粗暴な行動は親のいらいらやどなるという行動を誘発し，育児支援希求を増大させるという仮説が成立することが示されました．

目的変数	説明変数	目的変数の回答 Yes／説明変数の各回答	オッズ比	95％信頼区間		p 値
親がいらいら	困るほどのかんしゃく	130／207	---	---	---	---
	困るほどのかんしゃく	51／63	2.53	1.25	5.10	0.01
親がいらいら	人を叩く・ひっかく・噛みつく	106／176	---	---	---	---
	人を叩く・ひっかく・噛みつく	75／94	3.09	1.65	5.78	0.004
親がどなる	困るほどのかんしゃく	98／207	---	---	---	---
	困るほどのかんしゃく	46／63	2.97	1.57	5.59	0.001
親がどなる	人を叩く・ひっかく・噛みつく	80／176	---	---	---	---
	人を叩く・ひっかく・噛みつく	64／94	2.40	1.39	4.15	0.002
育児支援希求	困るほどのかんしゃく	25／207	---	---	---	---
	困るほどのかんしゃく	17／63	2.95	1.41	6.13	0.004
育児支援希求	人を叩く・ひっかく・噛みつく	23／176	---	---	---	---
	人を叩く・ひっかく・噛みつく	19／94	1.47	0.73	2.99	0.28

第5章

3歳児健康診査

d. 仮説Ⅳ「子どもの発達上の課題は親のいらいらや怒りを誘発し, 育児支援希求を増大させる」の検証

　親がどなる, 親がいらいらするは, 「まったくない」と「あまりない」という回答数の合計と「ときどきある」と「よくある」の回答数の合計の二項として多変量ロジスティック回帰分析を行いました.

　子どもに落ち着きがないことと親がいらいらする, 親がどなることには有意な関連があり, オッズ比が高かったです. 言葉の遅れがあることと親がどなることには関連があり, オッズ比が高いという結果でした. 育児支援希求は, 子どもの発達上の課題と関連があるとはいえませんでした.

　以上のことから, 子どもの発達上の課題によっては, 親のいらいらやどなるという行動と関連がありますが, 育児支援希求が高まるということはなく, 仮説は部分的に成立すると考えられました.

目的変数	説明変数	目的変数の回答 Yes / 説明変数の各回答	オッズ比	95%信頼区間		p 値
親がいらいら	言葉の遅れの心配（ない） 言葉の遅れの心配（あり）	162 / 244 19 / 26	--- 1.52	--- 0.59	--- 3.89	--- 0.38
親がいらいら	運動の遅れの心配（ない） 運動の遅れの心配（あり）	174 / 262 7 / 8	--- 3.02	--- 0.35	--- 25.64	--- 0.31
親がいらいら	落ち着きがない心配（ない） 落ち着きがない心配（あり）	156 / 239 26 / 31	--- 3.32	--- 1.19	--- 9.35	--- 0.02
親がいらいら	友だち関係の心配（ない） 友だち関係の心配（あり）	170 / 257 11 / 13	--- 2.76	--- 0.58	--- 13.16	--- 0.20
親がどなる	言葉の遅れの心配（ない） 言葉の遅れの心配（あり）	125 / 244 19 / 26	--- 2.75	--- 1.08	--- 7.04	--- 0.03
親がどなる	運動の遅れの心配（ない） 運動の遅れの心配（あり）	139 / 262 5 / 8	--- 1.23	--- 0.27	--- 5.46	--- 0.79
親がどなる	落ち着きがない心配（ない） 落ち着きがない心配（あり）	121 / 239 23 / 31	--- 2.70	--- 1.14	--- 6.41	--- 0.02
親がどなる	友だち関係の心配（ない） 友だち関係の心配（あり）	134 / 257 10 / 13	--- 2.98	--- 0.78	--- 11.36	--- 0.11
育児支援希求	言葉の遅れの心配（ない） 言葉の遅れの心配（あり）	37 / 244 5 / 26	--- 1.49	--- 0.50	--- 4.44	--- 0.48
育児支援希求	運動の遅れの心配（ない） 運動の遅れの心配（あり）	41 / 262 1 / 8	--- 0.73	--- 0.08	--- 6.67	--- 0.78
育児支援希求	落ち着きがない心配（ない） 落ち着きがない心配（あり）	34 / 239 8 / 31	--- 2.21	--- 0.87	--- 5.65	--- 0.10
育児支援希求	友だち関係の心配（ない） 友だち関係の心配（あり）	39 / 257 3 / 13	--- 1.96	--- 0.49	--- 7.81	--- 0.34

❻ 事 例

事例1 3歳6か月の男児．診察室から飛び出してしまう事例

既往 在胎39週，3,250 gで出生し，新生児期および乳児期の健診では発育・発達に問題は指摘されなかった．

身体 身長96 cm，体重14 kgと身体発育は良好で，そのほかの所見もなかった．

運動 始歩は11か月で，1歳6か月児健診時には小走りができていた．3歳児健診では走り回るなど，運動の発達には問題がなかった．

3歳児健診での所見

　Aくんは3歳6か月時に3歳児健診を受診した．ふだんは保育園に通園している．大きな病気をしたことはないが，2歳のときに頭を机の角にぶつけて救急外来を受診したことがあった．健診の待ち合いでは，とにかくずっと遊んでおり，ブロックを積み上げては崩す遊びを繰り返していたかと思えば，急に走り出してクッションに飛び乗って遊び始める．母親はAくんを追いかけてじっと座って待つようになだめるが，なかなか収まらない．周りの親子も心配そうにAくんの様子を見ている．しばらくして，身体計測の時間になると，Aくんは自分で身長計に乗り，背を高くしようと背筋を目一杯伸ばしている．周りが笑うと，さらに背筋を伸ばして応えようとしていた．

　いよいよ診察の場面では，診察室に入ると，いきなり机の上のパソコンのキーボードを触ろうとした．「これは先生のパソコンだよ，触らないでね」と言って椅子に座るように促すが，なかなか切り替えられない．母親が「勝手に触ったらダメでしょう！」と強く怒ると，Aくんは診察室から飛び出して行ってしまった．

　保健師さんにお願いして，母親からAくんのことを聞くと，家でも落ち着きがなく，いつも走り回っていて目が離せないこと，保育園では集団行動には参加するものの，途中で集中力を切らすことがあり，保育園の先生から指摘を受けたことがあるとのことであった．家ではいつもAくんにいらいらして強く怒ってしまうと涙ぐみながら話し，その一方で，いつも独創的な遊びで楽しませてくれることや，母親が困ったときに「だいじょうぶ？」と声をかけてくることなどが語られた．保健師さんと手をつないで入室したあと，あらためて診察を行った．お名前は？「A！」，何歳ですか？「さんさい！」と間髪いれずに答え，診察では聴診と触診がくすぐったいようで笑いながら体をくねらせるが，診察そのものには協力的で

あった.「どちらが大きい?」「これは何色?」などの質問にも答えること
ができ,言葉の理解は年齢相応と考えられた.

対応 全体的な発達は年齢相応で,自閉傾向はないものの,Aくんの特性とし
て,注意の持続時間が短いことや多動性があることが考えられた.母親も
この特性に対して強く困っており,支援を求めていることも明らかとなっ
た.家庭での対応として,「かして,どうぞ」「○○していい?」とAくん
が言葉で許可を求められるように練習することや,「お店では走らない」
「ごはんを食べるときは椅子に座る」「手をつないで道路を歩く」といっ
たシンプルなルールを決めること,小さなお手伝いをさせて母親が「あり
がとう」と言うことなどの具体策を提案した.また,子育て支援センター
で定期的に育児相談を行いながら,経過によって発達支援センターへの紹
介を検討することとした.

解説

　Aくんは,落ち着きがなく,診察室から飛び出す行動がみられました.3歳のころは自
立心が芽生え,活動性が高くなるため,ある程度の「落ち着きのなさ」や多動は正常範囲
と考えられますが,①注意欠如多動症(attention deficit hyperactivity disorder:ADHD)
の特性としての多動,②自閉スペクトラム症(autism spectrum disorder:ASD)の特性を
背景として新規場面に不安・不快が高まり落ち着かなくなっている可能性,③発達遅滞に
よって年齢相応の場面適応や抑制が困難である可能性,④心理社会的要因に関連する反応
性の多動(アタッチメントの不安定などを背景とした,人の注目を集めるための行動や相
手の反応を試すような行動など)の可能性がないかどうかを,子どもの診察のみでなく,
待ち合いでの親子関係の観察も含め,慎重に評価する必要があります.Aくんの場合,保
育園での友だち関係や情緒的な関わりが良好で,言語発達を含めて発達が年齢相応である
ことに比べて多動性が目立つことから,ADHDの可能性が考えられます.健診の場で診
断することはできませんが,子どもの行動特性を保護者と共有し,暮らしのなかでの困り
ごとを丁寧に聴き取ること,対応を一緒に考え,可能な支援を提供することが健診の役割
となります.

【事例2】 3歳7か月の女児．言葉がゆっくりで「恥ずかしがり屋さん」の事例

既往 在胎40週，3,100 gで出生し，1歳時に2回の熱性けいれんの既往があった．

身体 3歳児健診の身体計測では，身長94 cm，体重16 kgであり，太りぎみ（肥満度18％）であった．

運動 始歩は1歳2か月で，1歳6か月時には小走りもできていた．

言語 1歳6か月児健診では有意味語がなかったが，母親からみて「言っていることは理解できています」とのことで異常なしの判定になっていた．

3歳児健診での所見

　Bちゃんは3歳7か月時に3歳児健診を受診した．母親は「少しおっとりしている子」と話し，保育園には通わず家庭で過ごしている．母親と3歳児健診を受診した．待ち合いではずっと母親の横に座ってテレビの親子番組を観ていたが，身体計測の際は少し泣いてしまった．Bちゃんは母親の手を握り，母親の後ろに隠れるように診察室に入ってきた．一人で椅子に座るように促したが，母親に抱きついて離れることが難しかったので，母親の膝の上に座ってもらった．

　「お名前は？」と尋ねると，首をかしげて答えることができなかった．「Bちゃんですか？」と尋ねると，確かめるように母親のほうを見ていた．母親にふだんの様子を尋ねると，ふだんは自分のことを「Bちゃん」と言い，年齢もわかっているとのことであった．発語は3歳になったころからようやく「おちゃ，のむ」「あっち，いく」などの2語文を話すようになったとのことだった．母親は「言っていることはだいたいわかっている」「恥ずかしがり屋さんだから，あまり話さないだけ」「ほかの子と比べると話すのが遅いかもしれないけど，そのうち話すだろう」と考え，相談したことはなかったとのことであった．

　Bちゃんが診察室に慣れてきた様子があったので，絵カードで「どっちが大きい？」「赤い車はどれ？」と尋ねると，正答を指さすことができたが，「これは何色？」に答えることはできなかった．「今から，言葉をひとつずつ言うね．あとから同じように言ってね．たとえば，『りんご』って言ったら，Bちゃんも『りんご』って言ってね」と復唱を確認したが，やはり答えることはなかった．身体診察にはある程度協力することができたが，「ぴょんぴょんしてごらん」と言うと，「イヤっ」と母親に抱きついてしまった．ふだんあまり運動は好きでなく，外出時もベビーカーに乗せることが多いこと，段差から飛び降りることができないことが母親からの

　　　話でわかった.

対応　健診の場面での評価は限定的であるが, 全般的な発達の遅れがあることが
　　　疑われた. 母親はあまり心配していないと言うものの, よく話を聞くと,
　　　母親自身も人と接したり, 話をしたりすることが苦手で, なかなか相談の
　　　場に行くことができなかったとのことであった. まずは子育て支援セン
　　　ターでゆっくりお話を聞かせていただくこと, 親子教室なども利用しなが
　　　らBちゃんの言葉の発達を促すための工夫を一緒に考えていくこと, 念の
　　　ため, 耳の聞こえに問題がないか, 耳鼻科で聴力を確認してもらうことを
　　　提案した.

解説

　Bちゃんは, 1歳6か月児健診で有意味語の表出がなく, 3歳になってから2語文が出始
めている経過から, 言語表出の遅れが明らかでしたが, それ以外にも言語理解や運動発達
を含む全般的な発達の遅れが疑われました.

　3歳になると子どもたちは簡単な会話ができるようになります. 診察室では, 3つの
要素を含む指示を理解し (例:「大きいボールを, カゴの中に入れて, 戻ってきてタッ
チ」), 3語文の復唱 (例:「赤いお花が咲いています」) ができるようになります. 3歳
児健診では, 健診の場面に緊張して質問に答えてくれないことはしばしばあります. その
場合は, 保護者にふだんの様子を尋ね, 言語発達の程度を評価します. ただし, 保護者が
「大人の言っていることはすべて理解しています」と言う場合, 子どもは親の表情やその
場の状況を手がかりに親の意図を理解している可能性があり, 必ずしも言語理解が十分で
あるとはかぎらないことに留意する必要があります.

　言葉の遅れが気になる場合, 健診の場で簡単な言葉のキャッチボールができない場合
は, ①聴覚に問題がないか, ②言語理解の遅れがないか, ③自閉スペクトラム症 (ASD) の
可能性がないか, ④育児環境に問題がないか, について評価する必要があります. Bちゃ
んの場合, 対人反応や母親とのコミュニケーションの様子から, ASDの可能性は低いもの
の, 知的発達の遅れや環境要因が関与している可能性が疑われました.

　健診の場だけで詳細な評価は困難ですが, 「お子さんの言葉の発達を促す関わりを一緒
に考えてもらいましょう」と説明し, 言語発達や社会性の発達の遅れの程度, 家族の認識,
支援の受け入れの程度に応じて, 子育て支援センターや発達支援センターの利用を提案し
ます. 言葉の発達を含めた全体的な発達を定期的に観察し, 必要に応じて助言や支援を行
うことが重要です.

事例3 3歳3か月の男児．偏食が著しい事例

既往 在胎39週，3,206 gで出生し，母乳育児であり，6か月から離乳食を始めている．

身体 身長96.5 cm，体重12.8 kgと少しやせ型であった．そのほかの所見はなかった．

運動 頸定4か月，始歩1歳1か月，3歳で足を交互にして階段を上がるなど，特に問題はなかった．

言語 1歳で単語を話し始め，2歳過ぎから2語文を話すなど，言葉の発達に遅れはなかった．

3歳児健診での所見

　Cくんは3歳3か月時に3歳児健診を受診した．診察時に会話のやりとりでずれることがあった．「今日は，誰と来たのかな？」と尋ねると答えないので，母親を指さして「この人は誰かな？」と尋ねると，「ママ」ではなく，名前を答えた．「今日は，何に乗ってきたのかな？」と尋ねると，「くるま」ではなく，車種を答えた．母親によると車が好きで，特にある車種にはまっていて，ライトの形の違いには詳しいということであった．色の呼称や大小，長短の弁別はできていた．

　社会性の発達として，保育所に行っているが，特に友だちとトラブルとなることはないようであるが積極的に一緒に遊ぶということもなかった．

　偏食に関して，保育所でも家庭でも食べられるものが極端に少ないという相談があった．1歳過ぎから食べ物の好き嫌いが目立つようになり，食べる量にもムラがみられるようになった．特に野菜が嫌いで，魚や肉もあまり食べず，白いごはんにふりかけをかけて食べることが多いということであった．ほかには，フライドポテトなら食べるということで，栄養の偏りが心配された．

対応 3歳児健診の医師診察で，会話のずれや著しい偏食が指摘され，自閉スペクトラム症（ASD）が疑われた．保護者にはASDの疑いは告げず，会話のずれや偏食，やせ型の体格が診察の所見であることを伝え，放置できないので，発達障害専門の医療機関を紹介すると伝えた．ただ，受診までに4か月かかるので，その間は市の栄養士による栄養相談を受けてもらうことになった．

解説

　専門の医療機関では，発達に遅れのない ASD という診断でした．C くんのように，言葉や運動などの発達に明らかな遅れがないと，保護者は気づきにくいものです．偏食をきっかけに診断につながりました．健診の場では，疑いであっても診断名を告げることは推奨できません．医師としての所見を伝え，その結果として，事後相談や医療機関の紹介が必要であることを伝えるのがよいでしょう．C くんは専門の医療機関を受診するまでの待機期間が長かったため，保護者の心配事である偏食について栄養相談を受けていただきました．医療受診が必要であっても，待機期間が長い場合が多いので，その間に保護者の心配に合わせた専門相談を受けることができるようにするとよいでしょう．

☑ 文献

1) 日本小児科医会「子どもとメディア」対策委員会：「子どもとメディア」の問題に対する提言．2004 年 2 月 6 日．
https://www.jpa-web.org/dcms_media/other/ktmedia_teigenzenbun.pdf（2025 年 3 月 5 日閲覧）
2) The AAP Parenting Website: Beyond Screen Time: Help Your Kids Build Healthy Media Use Habits.
https://www.healthychildren.org/English/family-life/Media/Pages/healthy-digital-media-use-habits-for-babies-toddlers-preschoolers.aspx（2025 年 3 月 5 日閲覧）
3) American Academy of Pediatrics: The 5 Cs of Media Use.
https://www.aap.org/en/patient-care/media-and-children/center-of-excellence-on-social-media-and-youth-mental-health/5cs-of-media-use（2025 年 3 月 25 日閲覧）

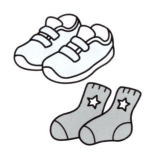

Column 🖋

"大きな病院のかかりつけ医" がやるべきこと

　病院のかかりつけ医は，子どもと家族にとって「ガイド」のような存在です．子どもの成長を見守りながら，人生という長い旅を共に歩む役割を担います．特に，慢性疾患や障害をもつ子どもにとって，医師の関わり方が将来の生活の質を大きく左右します．

　まず大切なのは，子どもの個性や障害に応じて歩幅を調整することです．歩みが早い子もいれば，ゆっくり進む子もいます．段差を容易に飛び越えられる子もいれば，乗り越えるためにサポートが必要な子もいます．それぞれの発達段階や家庭の状況に応じて柔軟に対応する姿勢が求められます．「この子にとって今，何が必要か」を見極めながら，安心して成長できる環境を整えることが大切です．

　さらに，必要な支援を適切にコーディネートすることも重要です．医療だけでなく，福祉，教育，地域の支援など，多方面のサポートをつなぎ合わせ，家族が孤立しないように導くことが求められます．必要な支援をスムーズに受けられるように橋渡しをすることは，かかりつけ医の大きな使命の一つです．

　病院に勤務する小児科医として，病気を診るだけではなく，子どもの成長・発達やこころの問題，育児環境，さらには子どもと家族を取り巻く社会全体を見据えた支援を行うことが，子どもたちの未来を支える一歩となるのです．

第6章

5歳児健康診査

第6章

5歳児健康診査

① 概　要

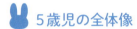5歳児の全体像

　5歳児は、幼児期の後半にあたり、身体の運動能力、上下肢の協調運動能力、他者との関係性を保つためのコミュニケーション能力とそれを支える言語能力が発達して、家庭での日常生活や幼稚園や保育所での集団行動が円滑にできるようになります。すでに社会的な存在となっていると考えられます。そのため、健康診査においては個としての発育・発達に加えて、集団のなかにおける振る舞いの評価が不可欠となります。

　以下に5歳児の発育・発達の状況を述べます。体格以外は、おおよそ（80％前後）の5歳児が可能な内容を記載しています。

a. 身体発育

　5歳児の体格を概観すると、身長はおおよそ120cm弱で、体重は20kg弱であり、男女差は少なくて、若干女児が小さめです。厚生労働省の保健統計では、平均的な身長は、男児で約118cm、女児で約117.5cm、体重は、男児で約18kg、女児で約17.5kgと記載されています（平成12年乳幼児身体発育調査より）。

　頭部と身体の比率も変化します。上下肢が長くなり、頭部に比べて胴体や下肢が長くなり、すらっとした体形となっています。

b. 運動発達

　片足で5秒以上安定して立つことや片足でのケンケンも連続してできるようになります。移動運動では早く走れるようになり、ジャンプ力やバランスを保つ力も身についてきます。こうした基礎的な運動能力の結果、スキップができたり、縄跳びができたりするようになります。

　手の運動では、指の使い方が器用になり、お箸を上手に使って食事をする、ハサミで形のあるものを切り抜く、折り紙を折って遊ぶ、真似て四角が描けるようになります。

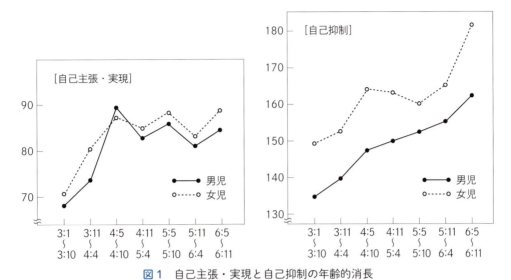

図1 自己主張・実現と自己抑制の年齢的消長

〔柏木惠子：幼児期における「自己」の発達―行動の自己制御機能を中心に―．東京大学出版会，1988：p.23.〕

c．言語発達

　　通常の日常会話ができるようになります．自分の幼稚園や保育所の名称やクラスの名前，場所などのオリエンテーションに関することを言葉にすることができます．

　　時間軸に関する言語表現を獲得するのも5歳児の特徴です．過去のことを思い出して話し，そのおおよその時系列に誤りがありません．また，未来の出来事の予測について言及するようになります．

d．認知発達

　　ジャンケンの勝ち負けがわかるようになります．大小，長短，多少のような対比的な世界観から抜け出して，三つ巴の関係のような複雑な関係を理解するようになります．その一歩がジャンケンの勝ち負けの理解です．

　　語音の音韻的処理能力も向上し，短い単語の音（オン）と拍（モーラ）を把握することができるようになります．その結果，しりとり遊びができるようになります．しりとり遊びの獲得が，ひらがな文字を習得する基礎となります．

　　数は5までを数えられるようになり，指を折りながらでも5以上の数を理解しようとします．

e．社会性の発達

　　情緒として大人と同じ種類の感情を示すようになります．5歳は自己主張と自己抑制が育つ過程であり，男女ともに自己主張は強いが，自己抑制が未熟な時期です（**図1**）[1]．

　　また，布置の力が身につく時期でもあります．時間的な見通し，すなわち，過去と今，今と未来の関係性に気づくようになります．すると，今はできなくても，がんばって続けているとできるようになって，喜んでいる自分のイメージがもてるようになり，かんしゃく

を起こすことが減ってきます.

　そのためには,周囲の大人が誘って「振り返り」をすること,大人が「振り返りの結果を評価」してあげること,そして,成功したときには「次もできるといいね」と期待を伝えること,成功していないときには「次はきっとできるよ」と励ますことが肝要です.

f. 遊びの発達

　時間軸の感覚を獲得しているので,保育所や幼稚園では友だちと昨日の遊びの続きをするようになります.また,園からの帰り際には,一緒に遊んでいた子どもたちと明日の遊びの約束をするようになります.

　5歳児は,仲よく遊んでいる子どもたちが,別の遊びをしようと誘ったときに,その遊びが自分にとってあまり優先度が高くない遊びであっても,その子どもたちと一緒に遊びたいときには「いいよ」と言って,優先度を一時的に変更することができます.これを世の中では「お付き合い」とよびますが.お付き合いができると仲間関係が日常的に維持・発展していきます.

　自分のやりたい遊びを優先させるあまり,誘われたときに「嫌だ」と拒否する子どもは,やがて遊びに誘われなくなります.あるいは,一緒に遊んでいて,不意に別の遊びがやりたくなって自分だけ別の遊びを始める子どもがいます.こうした子どもも仲間関係の維持が困難となります.自閉スペクトラム症の幼児にしばしばみられる行動パターンです.

5歳児の特徴

- ☐ 片足立ちが5秒以上できる
- ☐ スキップができる
- ☐ 鉛筆を正しく持ち,四角が描ける
- ☐ ハサミで紙を線に沿って切ることができる
- ☐ 物品の用途の説明ができる
- ☐ 過去のことやこれからのことが話せる
- ☐ あまり困難なくじっとして人の話を聞くことができる
- ☐ あまり困難なく同じ年頃の子どものなかで長時間過ごすことができる

留意事項

　5歳児健診では,発達障害や軽度知的障害など,発達に課題のある子どもへの気づきが主なテーマですが,そのほかにも基本的な生活習慣の確認が重要なテーマとなります.寝る・起きるといった睡眠リズムの確認,食育に関する内容の確認,排泄の自立や諸問題の有無の確認,歯みがきに関する確認などが具体的な内容です.子どもの診察に加えて,家庭内で生活習慣の定着や事故予防に注意が払われているかに留意しましょう.

　また,発達に課題のある子どもでは,親子の関係性が予後にも大きく関わってきます.家族の関係性についても問診で把握することが重要となります.

第6章

5歳児健康診査

② 問診票

健やか子育て問診票 5歳児版

1．栄養と運動について		
① 食事は何回とりますか？	食事1日（　）回	補食1日（　）回
② 食事やおやつの時間は決まっていますか？	☐ はい	☐ いいえ
③ 家族で一緒に食事をとりますか？	☐ はい	☐ いいえ
④ 毎日朝食をとりますか？	☐ はい	☐ いいえ
⑤ テレビや動画を観ながら食事することはありますか？	☐ まったくない ☐ ほとんどない	☐ ときどきある ☐ いつもある
⑥ 体を動かす遊び・活動をどれくらいしていますか？	☐ 1日1時間以上	☐ 1日1時間以下
⑦ 食事について心配なことはありますか？	☐ ない	☐ ある（　　　　　　）

2．こころの健康について		
① 毎日ほぼ同じスケジュールで食事や入浴，就寝していますか？	☐ はい	☐ いいえ
② お子さんにおうちのお手伝いをしてもらっていますか？	☐ はい	☐ いいえ
③ お子さんとよくおしゃべりしますか？	☐ はい	☐ いいえ
④ 家族で決めているルールはありますか？ （テレビやお片づけの時間など）	☐ はい	☐ いいえ
⑤ お子さんは悲しいときや怒っているとき，嫌なときなど，気持ちを教えてくれますか？	☐ はい	☐ いいえ
⑥ 家族で決めているルールはありますか？ （テレビの時間やお片づけの当番など）	☐ はい	☐ いいえ
⑦ お父さん・お母さんは「怒りのコントロール」を意識したことはありますか？	☐ はい	☐ いいえ
⑧ お子さんが，人を叩く・ひっかく・嚙みつくことはありますか？	☐ いいえ	☐ はい
→「はい」の方：どう対応していますか？（　　　　　　　　　　　　　　　　　　　　　）		

3．遊びや行動について		
① お子さんの好きな遊びはなんですか？　（　　　　　　　　　　　　　　　　　　　　）		
② お子さんは，体を動かす遊びをしますか？	☐ はい	☐ いいえ
③ お父さん・お母さん・きょうだいと一緒に遊びますか？	☐ はい	☐ いいえ
④ お子さんに絵本を読みますか？	☐ はい	☐ いいえ
⑤ お子さんは，テレビ，DVD，動画を観ることはありますか？	☐ まったく観ない ☐ ほとんど観ない	☐ ときどき観る ☐ いつも観る
⑥ お子さんは，スマートフォンやタブレットでアプリやゲームをすることはありますか？	☐ まったくない ☐ ほとんどない	☐ ときどきある ☐ いつもする

4．睡眠について

① お布団に入る時間帯は決まっていますか？	□ はい	□ いいえ
② お子さんは夜～朝まで，合計何時間眠れていますか？	□ 9時間以上	□ 7～8時間 □ 6時間以下
③ お子さんが（一度寝てから）夜中に起きることはありますか？	□ まったくない □ ほとんどない	□ ときどきある □ よくある
④ 寝る直前にテレビや動画を観ますか？	□ まったく観ない □ ほとんど観ない	□ ときどき観る □ いつも観る
⑤ 睡眠について困っていることはありますか？	□ いいえ	□ はい

5．おうちの状況や安全について

① お子さんの世話を主にしている大人は誰ですか？	□ 母　□ 父 □ 祖母　□ 祖父　□ その他（　　　　　）	
② 子育てに必要な物，衣類，食料を買う際，金銭的な心配はありますか？	□ いいえ	□ はい
③ お子さんに対して，いらいらすることはありますか？	□ まったくない □ あまりない	□ ときどきある □ よくある
④ お子さんに対して，どなってしまうことはありますか？	□ まったくない □ あまりない	□ ときどきある □ よくある
⑤ 子育てにおいて「もう無理」「誰か助けて」と感じたことはありますか？	□ まったくない □ あまりない	□ ときどきある □ よくある
⑥ お子さんが大人同士のけんかや暴力を目撃することはありますか？	□ いいえ	□ はい
⑦ 家族に，タバコや電子タバコを吸う人はいますか？	□ いいえ	□ はい
⑧ 台所・お風呂場・洗濯用洗剤や掃除用薬剤のある場所・階段など，お子さんが勝手に入れないよう工夫をしていますか？（ゲート設置など）	□ はい	□ いいえ
⑨ お子さんに交通ルールを教えていますか？	□ はい	□ いいえ
⑩ 自動車や自転車に乗るときは，チャイルドシートに座り，きちんとハーネス（ベルト）を装着していますか？	□ はい	□ いいえ
⑪ 自転車に乗るとき，お子さんはヘルメットをかぶりますか？	□ はい	□ いいえ
⑫ お子さんは自分で自転車を運転できますか？	□ いいえ	□ はい
⑬ 【自動車に乗る方へ】自動車のチャイルドシートは，運転手の後ろの後部座席に設置されていますか？	□ はい	□ いいえ
⑭ 自動車に乗るとき，大人は常にシートベルトをしていますか？	□ はい	□ いいえ

第6章

5歳児健康診査

3 ガイド

健やか子育てガイド 5 歳児版

1．栄養と運動について	対応質問番号
1) 家族みんなで健康的な食事を摂り，大人が良い見本となるようにしましょう．	①～③
2) 朝食はとても大切です．よく寝てよく食べてから登園すると，活動をより楽しみ，学ぶことができます．	④
3) 家族で食事を楽しみましょう．食事中はテレビを消しましょう．	⑤
4) 高カロリーのもの，塩分や糖分が多いものは控えましょう（お菓子，ジュース，スポーツドリンクなど）．	②
5) 買い物をするときに，お子さんに野菜や果物を選んでもらいましょう．	③
6) 毎日合計1時間は体を動かしましょう．お父さん・お母さんも体を動かし，良い見本となりましょう．	⑥

2．こころの健康について	対応質問番号
1) ご家庭での日課を決め，守りましょう（食事・入浴・睡眠など，毎日行うこととそのスケジュール）．	①
2) お稽古事などのスケジュールが過密にならないようにし，お子さんが自分だけでゆっくりできる自由時間がきちんと確保できるように気をつけましょう．	①
3) 生活のなかのいろいろなことを，すべて親がするのではなく，お子さん一人でするのを見守りましょう．「自分でできる」という自信や責任感が育まれます．お子さんにおうちのお手伝いをしてもらいましょう．	②
4) お子さんとおしゃべりをする時間をもちましょう（食事のとき，車に乗っているとき，寝る前など）．	③
5) 家族のルールをつくり，「やってはいけないこと」の限度を決め，お子さんにはっきり伝えましょう．大人も，そのルールを守るようにしましょう．	④
6)「いけない行動・してほしくない行動」を叱るのではなく，「良い行動・してほしい行動」をしているときに褒めましょう．お子さんの良いところは積極的に褒めましょう．	③⑥
7) こころの健やかな発達のために，怒りや葛藤の気持ちも含めた「感情」を表現することは大切です．	⑤
→ お子さんが不安や悩みを打ち明けられる機会をもちましょう．その気持ちを傾聴しましょう．	⑤
→ 親が解決法を指示するのではなく，お子さん自身がどう解決したいと思っているかを傾聴しましょう．	⑤
8) お子さんが「怒りのコントロール」を学ぶため，お父さん・お母さんが良い見本となりましょう．自分の怒りの扱い方や，怒りを良い方法で消すために知っていることをお子さんと話しましょう．	⑦
9) お子さんが怒りをコントロールする方法を教えましょう．	⑧
→ 誰でも怒ることはあるけれど，そのときに人を叩く・蹴る・噛む・物を投げるのはダメ．	⑧
→ 何に怒っているか，お話ししてみよう．	⑧
→ 怒りたいとき，お外に出て思い切り走ったり遊んだりしよう．自分を怒らせた人から離れよう．	⑧

3．遊びや行動について	対応質問番号
1) お子さんと一緒に体を動かす遊びをしましょう．日光を浴びて外遊びをしましょう．	①～③
2) コンピューターを使った遊び（ゲーム）・学習ができる年齢ですが，体を動かす遊びのほうが大切です．	①②
3) メディア（テレビ，ビデオ，動画，アプリ，ゲーム等）に触れるのは1日2時間までにしましょう．	④～⑥
4) テレビ・ビデオ・動画を観る際には大人も一緒に観て，内容についておしゃべりしたり，一緒に歌ったり踊ったりしましょう．教育的なアプリは，親子で一緒におしゃべりしながら取り組みましょう．	⑤⑥
5) お子さんがインターネットを使う場合，安全に使えているかを必ず見守りましょう．	⑤⑥

4．睡眠について	対応質問番号
1）この時期は少なくとも合計 10 時間の睡眠が理想です．就学に向けて，早寝早起きの習慣をつけましょう．	①
2）お稽古事などスケジュールが過密にならないようにし，睡眠時間をしっかりとりましょう．	②③
3）寝る前は部屋を暗くし，静かな環境にしましょう．寝る前にテレビや動画は観ません．	④
4）お子さんが布団にタブレットやスマートフォンを持ち込まないようにしましょう．	④
5）カフェインの入っている飲料は飲まないようにしましょう．	②③

5．おうちの状況や安全について	対応質問番号
［事故と犯罪の予防］	
1）おうちの中で，お子さんが入ると危ない場所には柵や鍵をつけましょう．	⑧
2）道路を安全に歩くためのルールを教えましょう．	⑨
3）通園バスの停車・発車時にはお子さんから目を離さず，安全な場所で待ちましょう．	⑨
4）水遊びをするときには必ず大人が見守りましょう．	⑧
5）お子さんに次のことを教えましょう． → 水着を着たときに隠れる部分は，自分だけの大事な場所で，自分が見せてもいいと思う人（たとえば，お母さん）以外には，絶対に見せない． → 自分が嫌なのに，誰かが見たり，触ったりしたら，すぐに逃げて，お母さんやお父さんに言う．	
［自動車に乗る方へ］	
6）チャイルドシートは必ず，後部座席に設置しましょう．お子さんを助手席に乗せてはいけません．	⑬⑭
7）幼児用チャイルドシートから頭がはみ出したりハーネスがきつくなったりしている場合は，背もたれ付きブースターシートを使いましょう． ※身長にもよりますが，背もたれなしのブースターシートは肩ベルトが首にくいこみ安全ではありません（参照：JAF ホームページ）．	⑩
8）お子さんを車に乗せたまま，大人が車を離れることは絶対にしてはいけません．	
［自転車に乗る方へ］	
9）自転車に乗せるときは必ずヘルメットを着用し，シートのハーネス（ベルト）をつけましょう．	⑩
10）自転車のチャイルドシートに乗せているときは，目を離してはいけません．自転車を停止させて親がよそ見をしているときにシートから落ちたり，自転車ごと倒れたりすることがあります．	⑩
11）お子さんによっては，一人で自転車に乗ることができるようになりますが，非常に危険なので，公道を走らせてはいけません．公園など安全な場所のみで，大人が見守るなかで乗りましょう．	⑨
［子育てに関する悩み］	
12）「子どもを育てる」のはとても大切で，とても大変な仕事です．休みのない「親業」をがんばっていることを誇りに思ってください．	⑤
13）お子さんにいらいらしたり，怒ったりしてしまうのは，一生懸命にお子さんと向き合っている証拠です．しかし，お子さんが「人にどなる・叩く（蹴る）ようにならないでほしい」と思うのであれば，お子さんの周りの大人も「どなる」「叩く（蹴る）」ことはしてはいけません．感情的になりそうなときは，お子さんが安全であることを確認したうえで，短時間お子さんがいる部屋から出る（たとえば，廊下・トイレへ行く），外に出る（庭やベランダに行く）のもよいでしょう．	③④
14）子育てがつらいときは，家族や友人に相談しましょう．地域の子育て支援サービスもご利用ください．	⑤
［タバコの害］	
15）タバコ・電子タバコによる受動喫煙は心臓や肺の病気が起こるリスクを高めます．家族に喫煙者がいる場合は禁煙を強くお勧めします．喫煙する人がいる場所にお子さんを連れて行くことはやめましょう．	⑦

④ 解 説

　令和5年度こども家庭科学研究費補助金等 成育疾患克服等次世代育成基盤研究事業 身体的・精神的・社会的（biopsychosocial）に乳幼児・学童・思春期の健やかな成長・発達をポピュレーションアプローチで切れ目なく支援するための社会実装化研究（研究代表者 永光信一郎），個別の乳幼児健診における保健指導の充実に関する研究（分担研究者 小枝達也）で作成された「健やか子育てガイド」に記されたデータを示しながら，解説します．

問診票項目　1．栄養と運動について

　質問：④毎日朝食をとりますか？
　　　　□はい　　□いいえ
　回答：「はい」98.7％，「いいえ」1.3％

解説

　ほとんどの5歳児は朝食を食べているという結果でした．朝を欠食すると，前日の夕食から12時間以上も栄養を摂らないことになり，低血糖を起こすリスクが高まります．暑い季節などは脱水を起こしかねません．朝食は必ず摂るようにしましょう．

問診票項目　2．こころの健康について

　質問：①毎日ほぼ同じスケジュールで食事や入浴，就寝していますか？
　　　　□はい　　□いいえ
　回答：「はい」96.4％，「いいえ」3.6％

解説

　子どもにとって，基本的な生活習慣が身につき，規則的な生活を送ることは，心身の安定した成長にとても重要です．朝の起床時刻，夜の就寝時刻，食事の時間，入浴の時間などが習慣化することで，子どもは身の回りのことを自律的に行うようになります．

問診票項目　3．遊びや行動について

　質問：④お子さんに絵本を読みますか？
　　　　□はい　　□いいえ
　回答：「はい」91.6％，「いいえ」8.4％

解説

　90%以上の親が絵本を読んであげているという結果でした．幼児期に絵本の読み聞かせをすることは，親子の楽しい時間となるだけでなく，さまざまな言葉を聞き，覚えることにも役立ちます．また，ひらがなにも興味をもつようになり，自ら進んで字に興味をもち，字を覚えるようにもなります．

問診票項目　4．睡眠について

質問：②お子さんは夜～朝まで，合計何時間眠れていますか？
　　　　□9時間以上　　　□7～8時間　　　□6時間以下
回答：「9時間以上」73.6%，「7～8時間」26.3%，「6時間以下」0.1%

解説

　5歳児では睡眠時間は10～13時間とされています．調査結果では7割強の5歳児が9時間以上の睡眠をとっていますが，およそ4分の1の子どもが7～8時間とやや短いようです．

質問：④寝る直前にテレビや動画を観ますか？
　　　　□まったく観ない　　　□ほとんど観ない　　　□ときどき観る　　　□いつも観る
回答：「まったく観ない」13.7%，「ほとんど観ない」20.4%，
　　　　「ときどき観る」45.5%，「いつも観る」20.0%

解説

　「いつも観る」という回答が20.0%でした．「ときどき観る」という回答と合わせると70%近くの5歳児が寝る直前までスクリーンタイムを楽しんでいるという結果でした．かなり多くの子どもたちが寝る直前までスクリーンタイムを過ごしているのは，1歳6か月児や3歳児も同様です．こうした行動は睡眠に影響します．保健指導として留意してほしい点です．

問診票項目　5．おうちの状況や安全について

質問：⑧台所・お風呂場・洗濯用洗剤や掃除用薬剤のある場所・階段など，お子さんが勝手に入れないよう工夫をしていますか？
　　　　□はい　　　□いいえ
回答：「はい」47.9%，「いいえ」52.1%

質問：⑨お子さんに交通ルールを教えていますか？

　　　　□はい　　　□いいえ

回答：「はい」98.9%，「いいえ」0.9%

 解説

　5歳になると，親の事故予防は家庭内での予防から家の外での予防に向かうようです．ほとんどの親が交通ルールを教えて，車による事故に備えているという結果でした．道路における交通ルールを教える以外にも，お店の駐車場など，複雑な動きをする場所での事故予防も大切です．

⑤ データ

　5歳児健康診査は，神奈川県の政令市小児科医会に依頼し，71医療機関の協力のもと，1,269名が「健やか子育てガイド」を用いた健診を受診し，全例のデータを解析しました．

🐰 基本情報

　男女比率はほぼ同等で，第1子58.3%，第2子34.3%と大半を占めていました．

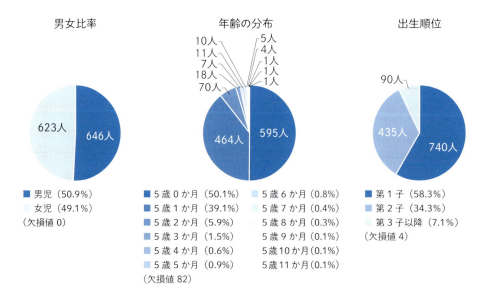

🐰 栄養と運動について

　5歳児は，大人と同じく朝食・昼食・夕食の3回とするのが一般的です．補食（おやつ）も日中に1～2回で十分であり，夜に補食を摂取することは避けるべきでしょう．

　近年，子どもが一人で食事を摂る孤食が問題視されており，家族と食事を楽しみながら食事を摂ることは，身体の栄養だけでなく，心の栄養ともなるため，可能なかぎり家族と食事を摂ることが推奨されます．また，食事の行儀作法をしつけることは重要ですが，叱られながら食べるのではなく，テレビを消して，その日にあった出来事などを共有しながら，楽しい時間を過ごすことが推奨されます．

　5歳は好奇心が旺盛な時期であるとともに，遊びやスポーツのルールも理解できるようになってきます．身体を使った外遊びやスポーツに親しむことが推奨されます．

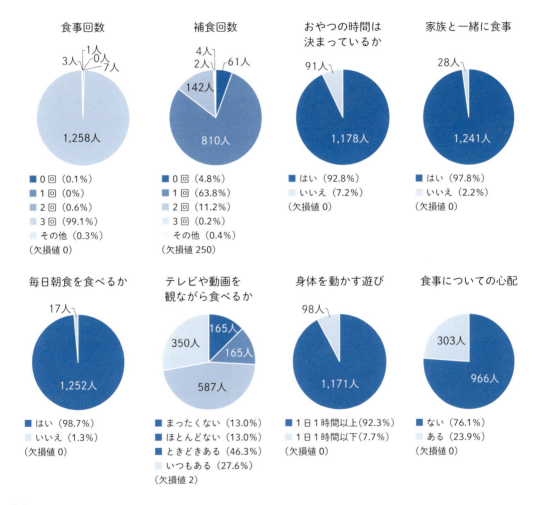

第6章

5歳児健康診査

こころの健康について

　幼児では基本的な生活習慣を身につけるために，食事，睡眠，入浴などの生活リズムが安定していることが重要ですので，食事，睡眠，入浴の時間などは家庭内で決めておくとよいでしょう．こうした生活リズムに加えて，守るべきルールを決めたり，お手伝いを決めて分担させたりすることも，社会性を培うために重要です．

　また，日常的な親子の良好なコミュニケーションは，成長と発達に不可欠です．5歳で

大人と同じ種類の感情をもつようになるとされています．自分の気持ちに気づき，それを言葉で伝える言語能力と伝えられる親子の良好な関係が生活の基盤です．

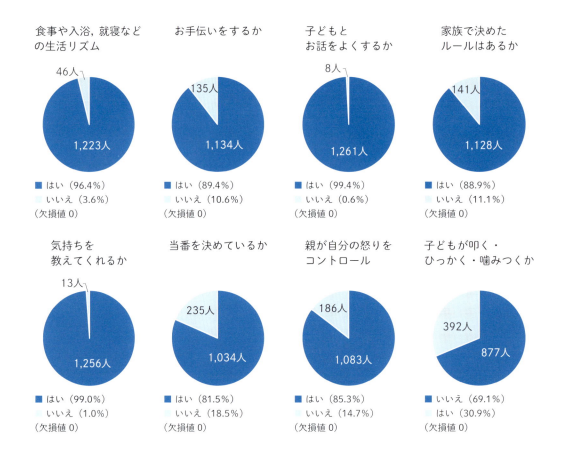

食事や入浴，就寝などの生活リズム
46人
1,223人
- はい（96.4%）
- いいえ（3.6%）
（欠損値 0）

お手伝いをするか
135人
1,134人
- はい（89.4%）
- いいえ（10.6%）
（欠損値 0）

子どもとお話をよくするか
8人
1,261人
- はい（99.4%）
- いいえ（0.6%）
（欠損値 0）

家族で決めたルールはあるか
141人
1,128人
- はい（88.9%）
- いいえ（11.1%）
（欠損値 0）

気持ちを教えてくれるか
13人
1,256人
- はい（99.0%）
- いいえ（1.0%）
（欠損値 0）

当番を決めているか
235人
1,034人
- はい（81.5%）
- いいえ（18.5%）
（欠損値 0）

親が自分の怒りをコントロール
186人
1,083人
- はい（85.3%）
- いいえ（14.7%）
（欠損値 0）

子どもが叩く・ひっかく・噛みつくか
392人
877人
- いいえ（69.1%）
- はい（30.9%）
（欠損値 0）

🐰 遊びや行動について

　遊びやスポーツのルールが理解できるようになっている5歳児は，身体を使った運動を好むことが増えてきます．テレビやタブレットなどの動画を観ること，ゲームを楽しむことは娯楽の一環として必要でしょうが，そうした遊びだけに偏らないように，家庭内でルールを決めるとともに，身体を使った外遊びやスポーツの機会を与えることが重要です．

　また，タブレットやスマートフォンの普及に伴い，幼児の活字離れが懸念されます．絵本の中に出てくる書き言葉は，学習言語ともいいます．教科書を使って学習する小学生になると，十分な数の書き言葉を知っておかないと意味がわからず困ることになります．

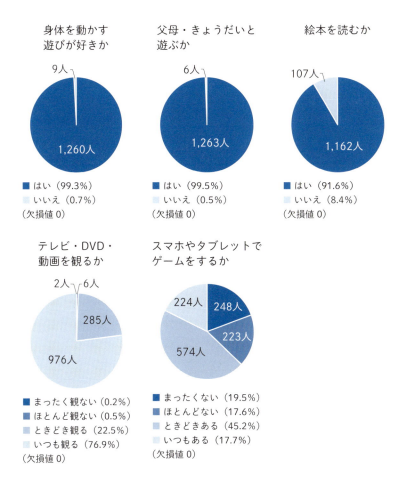

身体を動かす
遊びが好きか

9人
1,260人

- ■ はい（99.3%）
- □ いいえ（0.7%）
（欠損値 0）

父母・きょうだいと
遊ぶか

6人
1,263人

- ■ はい（99.5%）
- □ いいえ（0.5%）
（欠損値 0）

絵本を読むか

107人
1,162人

- ■ はい（91.6%）
- □ いいえ（8.4%）
（欠損値 0）

テレビ・DVD・
動画を観るか

2人 6人
285人
976人

- ■ まったく観ない（0.2%）
- ■ ほとんど観ない（0.5%）
- ■ ときどき観る（22.5%）
- □ いつも観る（76.9%）
（欠損値 0）

スマホやタブレットで
ゲームをするか

224人 248人
223人
574人

- ■ まったくない（19.5%）
- ■ ほとんどない（17.6%）
- ■ ときどきある（45.2%）
- □ いつもある（17.7%）
（欠損値 0）

睡眠について

　1日は朝起きるところから始まります．保育所や幼稚園の始まりに間に合うよう，余裕をもって身支度ができるよう，機嫌よく早めに起きることが大切です．そのためには，就寝時間を早くして，十分な睡眠時間を確保すること，夜中の中途覚醒がなく，深く質の良い睡眠がとれるように配慮することが求められます．

　厚生労働省の研究班の調査では，夜寝る直前までいつもテレビや動画を観ている5歳児は約20%，ときどきという頻度も合わせると約70%にも及んでいます．そして，寝る直前までテレビや動画を観る子どもでは，まったく観ない子どもに比べて，睡眠時間が短く，夜の中途覚醒が多いという結果でした．夜は部屋の灯りを暗くして刺激を減らして眠る習慣を身につけましょう．

第6章

5歳児健康診査

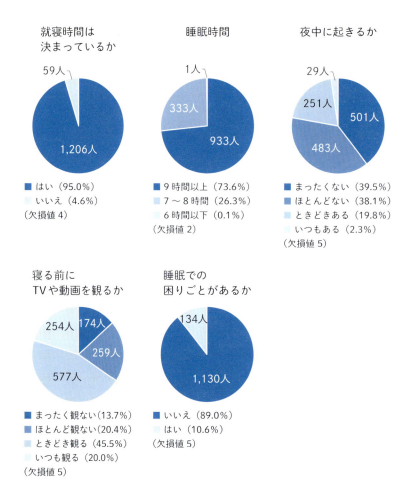

 ## おうちの状況や安全について

　5歳児はすでに社会的な存在になっています．自己抑制力はまだまだ未熟なのに，自己主張は顕著な時期を迎えていますから，家庭における親子の関係性を含めた暮らしに注視する必要があります．健診では家庭での暮らしの様子を尋ねるのは大変な作業になりますので，ここに経済状態，親子の関係性，家庭内暴力，事故予防への配慮など，おおまかにひととおりの項目をあげています．

　厚生労働省の研究班の調査では，子どもに粗暴な言動があると約30％の親が回答しています．「ある」と回答した親は，いらいらすることや子をどなること，育児支援希求が高くなるという結果でした．保健指導においては，子どもの粗暴な言動の有無に着目するとともに，粗暴な言動がある場合には，親のメンタルヘルス，不適切な養育態度，育児支援希求にも留意する必要があります．

世話をする人（重複回答あり）

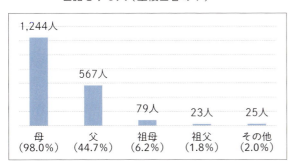

- 母（98.0%）1,244人
- 父（44.7%）567人
- 祖母（6.2%）79人
- 祖父（1.8%）23人
- その他（2.0%）25人

金銭的困窮はあるか

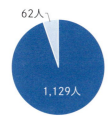

62人
1,129人

- ■ いいえ（94.6%）
- ■ はい（5.2%）
- （欠損値 78）

子どもに対して
いらいらするか

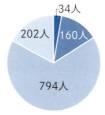

34人
160人
202人
794人

- ■ まったくない（2.8%）
- ■ ほとんどない（13.4%）
- ■ ときどきある（66.6%）
- ■ いつもある（16.9%）
- （欠損値 79）

子どもに対して
どなるか

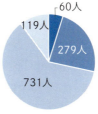

60人
279人
119人
731人

- ■ まったくない（5.0%）
- ■ ほとんどない（23.4%）
- ■ ときどきある（61.3%）
- ■ いつもある（10.0%）
- （欠損値 80）

子育てが「もう無理」
と感じたことはあるか

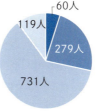

27人
400人
282人
479人

- ■ まったくない（33.5%）
- ■ ほとんどない（40.2%）
- ■ ときどきある（23.6%）
- ■ いつもある（2.3%）
- （欠損値 81）

暴言・暴力を
見聞きするか

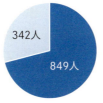

140人
1,051人

- ■ いいえ（88.1%）
- ■ はい（11.7%）
- （欠損値 78）

家族のタバコ

342人
849人

- ■ いいえ（71.2%）
- ■ はい（28.7%）
- （欠損値 78）

家庭内部の
安全確認

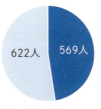

622人
569人

- ■ はい（47.9%）
- ■ いいえ（52.1%）
- （欠損値 78）

第6章

5歳児健康診査

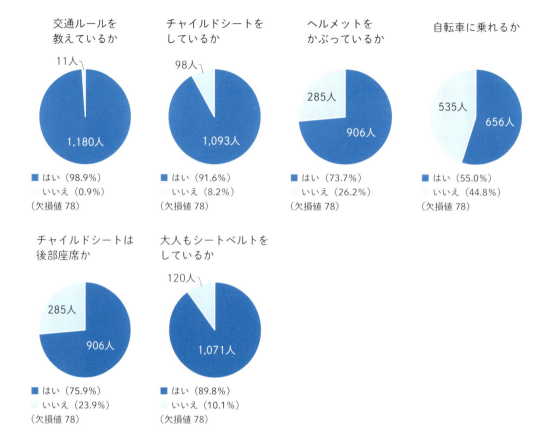

 分析結果

　　問診票から得られたデータをもとに，メディア使用が子どもの生活に及ぼす影響ならび
に子どもの行動が親子の関係性に及ぼす影響について以下の3つの仮説を立てて，多変量
ロジスティック回帰分析を行いました．

　　仮説Ⅰ．メディア使用と子どもの生活習慣には関連がある

　　仮説Ⅱ．メディア使用と親のいらいらなどには関連がある

　　仮説Ⅲ．子どもの粗暴な行動は親のいらいらや怒りを誘発し，育児支援希求を増大さ
　　　　　　せる

a．仮説Ⅰ「メディア使用と子どもの生活習慣には関連がある」の検証

　　睡眠上の問題（夜中に起きる，睡眠時間が短い）とメディア使用状況との関連を，多変
量ロジスティック回帰分析にて調べました．「夜中に起きる」については，「まったくな
い」と「ほとんどない」の回答と「ときどき」と「いつも」の回答の二項として多変量ロ
ジスティック回帰分析を行いました．その結果，就寝前まで動画視聴と夜中に起きること
には関連があり，「まったくない」に対して「ほとんどない」ではオッズ比が1.56,「とき

どき」ではオッズ比が 2.13,「いつも」ではオッズ比が 2.56 と視聴の頻度が増えるととも
にオッズ比も高くなっていました．さらに，スマホなどでゲームをする行動や TV を観な
がらの食事と夜中に起きることとも関連があり，オッズ比も有意に高かったです．

　睡眠時間の集計では 6 時間以下が 1 名であったため，9 時間以上と 7 〜 8 時間の二項と
して分析しました．その結果，就寝前まで動画を視聴する，TV や動画を観ながらの食事
やスマホなどでゲームをすることと睡眠時間には関連があり，睡眠時間が短かったです．
一方で，日中の TV 視聴や DVD 鑑賞と睡眠上の課題には関連がありませんでした．

　以上のことから，メディア使用と子どもの生活習慣には関連があるという仮説は成立し
ました．

目的変数	説明変数	目的変数の回答 Yes /説明変数の各回答	オッズ比	95%信頼区間		*p* 値
夜中に起きる	就寝前の動画視聴（まったくない）	24 / 166	---	---	---	---
	就寝前の動画視聴（ほとんどない）	38 / 238	1.56	1.05	2.31	0.027
	就寝前の動画視聴（ときどき）	128 / 540	2.13	1.5	3.01	< 0.0001
	就寝前の動画視聴（いつも）	65 / 244	2.56	1.73	3.78	< 0.0001
夜中に起きる	スマホでゲーム（まったくない）	46 / 241	---	---	---	---
	スマホでゲーム（ほとんどない）	36 / 208	1.54	1.07	2.21	0.0197
	スマホでゲーム（ときどき）	122 / 535	1.55	1.16	2.09	0.0035
	スマホでゲーム（いつも）	51 / 205	1.64	1.14	2.35	0.0074
夜中に起きる	見ながらの食事（まったくない）	25 / 155	---	---	---	---
	見ながらの食事（ほとんどない）	30 / 155	1.7	1.1	2.6	0.016
	見ながらの食事（ときどき）	122 / 542	1.53	1.08	2.17	0.016
	見ながらの食事（いつも）	78 / 334	1.62	1.12	2.35	0.011
夜中に起きる	TV, 動画を観る（まったくない）	1 / 2	---	---	---	---
	TV, 動画を観る（ほとんどない）	0 / 5	0.42	0.02	8.91	0.58
	TV, 動画を観る（ときどき）	42 / 258	0.48	0.04	6.24	0.57
	TV, 動画を観る（いつも）	212 / 924	0.65	0.05	8.39	0.74
睡眠時間が短い	就寝前の動画視聴（まったくない）	137 / 166	---	---	---	---
	就寝前の動画視聴（ほとんどない）	194 / 237	1.04	0.56	1.64	0.87
	就寝前の動画視聴（ときどき）	392 / 537	1.79	1.14	2.86	0.014
	就寝前の動画視聴（いつも）	149 / 241	2.8	1.69	4.55	< 0.0001
睡眠時間が短い	スマホでゲーム（まったくない）	187 / 240	---	---	---	---
	スマホでゲーム（ほとんどない）	163 / 209	1.2	0.75	1.92	0.45
	スマホでゲーム（ときどき）	398 / 532	1.35	0.94	1.98	0.12
	スマホでゲーム（いつも）	126 / 202	2.32	1.5	3.64	0.0002
睡眠時間が短い	見ながらの食事（まったくない）	128 / 156	---	---	---	---
	見ながらの食事（ほとんどない）	121 / 155	1.42	0.79	2.54	0.24
	見ながらの食事（ときどき）	408 / 537	1.61	0.995	2.59	0.052
	見ながらの食事（いつも）	215 / 332	2.53	1.55	4.15	0.0002
睡眠時間が短い	TV, 動画を観る（まったくない）	1 / 2	---	---	---	---
	TV, 動画を観る（ほとんどない）	3 / 5	1.31	0.05	36.6	0.88
	TV, 動画を観る（ときどき）	214 / 257	5.26	0.31	88.14	0.25
	TV, 動画を観る（いつも）	656 / 919	2.44	0.15	40.32	0.53

b．仮説Ⅱ「メディア使用と親のいらいらなどには関連がある」の検証

　親のいらいらやどなるといった行動，育児支援希求とメディア使用状況との関連を，多変量ロジスティック回帰分析にて調べました．親のいらいらやどなるといった行動，育児支援希求については，「まったくない」と「ほとんどない」の回答と「ときどき」と「いつも」の回答の二項として多変量ロジスティック回帰分析を行いました．その結果，就寝前までの動画視聴と親のいらいらやどなるという行動に関連があり，オッズ比が有意に高いという結果でした．さらに，親がどなるという行動とスマホなどでゲームをする，TVを観ながらの食事とは関連があり，オッズ比も高いという結果でした．

　以上のことから，メディア使用と親のいらいらなどには関連があるという仮説は成立しました．ただし，日中のTVやDVD視聴はどれとも関連はありませんでした．育児支援希求もメディア使用の状況とは関連がありませんでした．親がいらいらとTV，動画視聴とは準完全分離であったため，表には掲載しませんでした．

目的変数	説明変数	目的変数の回答 Yes / 説明変数の各回答	オッズ比	95％信頼区間		p 値
親がいらいら	就寝前の動画視聴（まったくない）	130 / 166	---	---	---	---
	就寝前の動画視聴（ほとんどない）	193 / 236	1.02	0.66	1.57	0.93
	就寝前の動画視聴（ときどき）	457 / 539	1.27	0.87	1.85	0.22
	就寝前の動画視聴（いつも）	212 / 244	1.75	1.14	2.69	0.01
親がいらいら	スマホでゲーム（まったくない）	201 / 241	---	---	---	---
	スマホでゲーム（ほとんどない）	170 / 209	0.85	0.57	1.26	0.41
	スマホでゲーム（ときどき）	456 / 533	1.15	0.82	1.59	0.42
	スマホでゲーム（いつも）	167 / 204	1.12	0.75	1.68	0.59
親がいらいら	見ながらの食事（まったくない）	135 / 155	---	---	---	---
	見ながらの食事（ほとんどない）	128 / 154	1.02	0.634	1.65	0.92
	見ながらの食事（ときどき）	441 / 541	0.76	0.52	1.12	0.17
	見ながらの食事（いつも）	287 / 334	1.17	0.77	1.76	0.46
親がどなる	就寝前の動画視聴（まったくない）	105 / 165	---	---	---	---
	就寝前の動画視聴（ほとんどない）	152 / 237	0.92	0.59	1.42	0.71
	就寝前の動画視聴（ときどき）	397 / 540	1.41	0.95	2.09	0.08
	就寝前の動画視聴（いつも）	193 / 243	1.90	1.19	3.04	0.007
親がどなる	スマホでゲーム（まったくない）	160 / 241	---	---	---	---
	スマホでゲーム（ほとんどない）	136 / 209	1.02	0.67	1.55	0.92
	スマホでゲーム（ときどき）	394 / 535	1.49	1.06	2.11	0.02
	スマホでゲーム（いつも）	158 / 202	1.78	1.14	2.79	0.01
親がどなる	見ながらの食事（まったくない）	98 / 156	---	---	---	---
	見ながらの食事（ほとんどない）	103 / 154	1.08	0.66	1.76	0.76
	見ながらの食事（ときどき）	382 / 540	1.30	0.88	1.92	0.20
	見ながらの食事（いつも）	262 / 334	1.96	1.27	3.04	0.003
親がどなる	TV，動画を観る（まったくない）	0 / 2	---	---	---	---
	TV，動画を観る（ほとんどない）	3 / 5	1.62	0.06	44.52	0.77
	TV，動画を観る（ときどき）	165 / 259	1.74	0.11	28.51	0.70
	TV，動画を観る（いつも）	679 / 921	2.70	0.17	43.63	0.49

つづく

目的変数	説明変数		オッズ比	95%信頼区間		p値
育児支援希求	就寝前の動画視聴（まったくない）	62 / 239	---	---	---	---
	就寝前の動画視聴（ほとんどない）	53 / 210	1.07	0.74	1.57	0.71
	就寝前の動画視聴（ときどき）	145 / 532	0.91	0.65	1.26	0.56
	就寝前の動画視聴（いつも）	47 / 205	1.05	0.72	1.53	0.81
育児支援希求	スマホでゲーム（まったくない）	49 / 166	---	---	---	---
	スマホでゲーム（ほとんどない）	66 / 238	1.20	0.84	1.72	0.86
	スマホでゲーム（ときどき）	121 / 536	1.06	0.79	1.42	0.91
	スマホでゲーム（いつも）	69 / 244	0.76	0.53	1.08	0.90
育児支援希求	見ながらの食事（まったくない）	41 / 155	---	---	---	---
	見ながらの食事（ほとんどない）	46 / 154	1.41	0.93	2.16	0.11
	見ながらの食事（ときどき）	126 / 541	0.99	0.71	1.40	0.99
	見ながらの食事（いつも）	92 / 333	1.24	1.86	1.78	1.24
育児支援希求	TV，動画を観る（まったくない）	0 / 2	---	---	---	---
	TV，動画を観る（ほとんどない）	0 / 5	0.77	0.04	15.94	0.86
	TV，動画を観る（ときどき）	63 / 259	0.87	0.07	11.32	0.91
	TV，動画を観る（いつも）	244 / 920	0.85	0.07	10.97	0.90

c．仮説Ⅲ「子どもの粗暴な行動は親のいらいらや怒りを誘発し，育児支援希求を増大させる」の検証

親のいらいらやどなるといった行動，育児支援希求と子どもの乱暴な行動との関連を，多変量ロジスティック回帰分析にて調べました．親のいらいらやどなるといった行動，育児支援希求については，「まったくない」と「ほとんどない」の回答と「ときどき」と「いつも」の回答の二項として多変量ロジスティック回帰分析を行いました．その結果，いずれにおいても関連があり，オッズ比が高かったです．

以上のことから，子どもの粗暴な行動は親のいらいらや怒りを誘発し，育児支援希求を増大させるという仮説は成立することが示されました．

目的変数	説明変数	目的変数の回答 Yes / 説明変数の各回答	オッズ比	95%信頼区間		p値
親がいらいら	人を叩く・ひっかく・噛みつく	36 / 193	---	---	---	---
	人を叩く・ひっかく・噛みつく	326 / 994	2.05	1.49	2.82	< 0.0001
親がどなる	人を叩く・ひっかく・噛みつく	552 / 825	---	---	---	---
	人を叩く・ひっかく・噛みつく	296 / 362	1.95	1.48	2.56	< 0.0001
育児支援希求	人を叩く・ひっかく・噛みつく	245 / 879	---	---	---	---
	人を叩く・ひっかく・噛みつく	117 / 307	1.65	1.30	2.11	< 0.0001

6　事　例

事例1　5歳1か月の男児．5歳児健診で起床時の不機嫌を相談された事例

既往　妊娠中には特に異常なし．在胎40週，3,265 gで出生．第1子．3歳児健診まででは特に問題の指摘はなかった．

身体　健診時の理学的所見は特に問題なし．

運動　頸定が4か月，歩行開始が1歳ころで特に遅れはなかった．片足立ちや片足ケンケンにも問題はなく，真似て四角を書くことができた．お箸を使って食事ができている．

精神　あやし笑いは4か月で，1歳6か月児健診で身体の指さしや呼称，3歳児健診で色の呼称もできていた．5歳児健診ではジャンケンの勝ち負けやしりとりが理解できていた．

言語　始語は1歳ころ，2語文は2歳前には話すことができており，5歳児健診では日常会話が成立し，昨日や明日などの話にも返答することができていた．

社会　2歳過ぎから保育所に通い始めた．朝起きるのが遅く，起きた後も不機嫌であり，ふてくされて朝食を食べないことや登園を渋ることがあるため，5歳児健診での相談となった．いったん登園すれば友だちとごっこ遊びをして楽しかったと満足して帰宅するが，家ではタブレットで動画を観ることが多く，アニメを繰り返し観たり，ゲームをする時間が長かったり，就寝時にも動画を観ながら眠ることが日常的になっている．

対応　「健やか子育てガイド」の問診票では，寝る前まで動画を観るという項目で「いつも」にチェックがあった．就寝時刻は22時を過ぎることが多く，ほとんど毎日，動画を観ながら寝るということであった．起床は7時半過ぎで，何度も起こさないと起きず，起きた後も不機嫌で，時には朝食を食べずに不機嫌なまま登園するという状態であった．

　保健師が眠前まで動画を観ると寝つきが悪くなり，夜中に起きたり，睡眠時間が短くなる懸念を伝え，動画の代わりに絵本を読んだり，部屋を暗くして，お話や歌を歌って寝かしつけるよう努めてもらった．朝も7時前には起きるようになって，機嫌よく保育所に出かけられるようになった．

解説

　5歳児健診の問診票のデータでは，寝る直前まで動画を観ているという幼児が20.0％，ときどき観ているという幼児を加えると65％を超えています．寝る前に明るいところに

いると，目に光が当たって睡眠を誘導するメラトニンというホルモンの分泌が悪くなります．その結果，寝つきが悪くなり，夜間の中途覚醒も増え，朝起きづらくなります．

　寝る前には，絵本の読み聞かせをしたあと，部屋を暗くして寝る習慣を身につけましょう．5歳ころから早寝早起きを心がけることは，就学に向けた準備なのです．5歳児健診をきっかけとして，基本的な生活習慣の確認をするようにしましょう．

事例2 　5歳3か月の女児．保育所で友だちのなかに入って遊べないことを相談された事例

既往　妊娠中には特に異常なし．在胎38週，3,012 gで出生．第1子．3歳下の妹がいる．3歳児健診では，色の呼称が2色しかできなかったが，発語の遅れはないことから，そのまま終了となった．

身体　健診時の理学的所見は特に問題なし．

運動　頸定が4か月，歩行開始が1歳ころで特に遅れはなかった．片足立ちや片足ケンケンにも問題はなく，真似て四角を書くことができた．お箸を使って食事ができている．

精神　5歳児健診ではジャンケンの勝ち負けが不正確で，しりとりのルールが理解できていなかった．

言語　始語は1歳過ぎ，2語文は2歳過ぎには話すことができており，5歳児健診では保育所のクラスの名前や担任の先生の名前は言えたが，クラスの人数は答えられなかった．

社会　3歳過ぎから保育所に通い始めた．穏やかな性格であり，ままごとや人形遊びなどをして，多くはないが，固定した友だちと仲良く遊ぶことができていた．年中組になってから，周囲の子どもが追いかけっこや家族ごっこなどで遊ぶようになると，大勢との遊びは苦手なようで，次第に一人で遊ぶことが増えてきた．5歳児健診を受けた時期には，一緒に遊んでいた子とも遊ぶことが少なくなり，保育士が遊びに誘うが，集団へは入ろうとしなくなっていた．

対応　「健やか子育てガイド」の問診票では，家庭では親やきょうだいと遊ぶという項目で「はい」にチェックがしてあり，家庭内では楽しく遊べていると思われたが，好きな遊びの内容で「一人遊びが多い」と記載してあり，保護者から同年齢の集団に入りにくいという相談があった．心理発達相談を案内したところ，担当心理士から発達がやや遅い可能性を指摘され，別日に予約をとって発達検査を実施した．その結果，軽度から境界域の遅れがあることが判明し，児童発達支援事業所に通って，療育指導を受けることになった．

第6章　5歳児健康診査

3歳児健診では発達の遅れが指摘されず，5歳児健診で軽い発達の遅れを指摘される子どもたちがいます．5歳児健診は，発達障害の心配がある子どもに気づく健診だとされますが，実は軽度発達遅滞の子どもが新たに気づかれる場合が最も多い健診なのです．

　5歳児の集団では，ジャンケンの勝ち負けがわからないと，鬼ごっこの鬼が誰なのかわからず，不安になり遊びに入っていきにくくなることがあります．本児はまさにそうしたケースでした．ルールがわからないことでの不安や不全感が募ると，集団を避けて一人で遊ぶほうが楽になります．特におとなしい子どもでは誰も気づいてくれません．5歳児健診がない市町では，こうしたタイプの子どもが，小学校入学早期から読み書き計算が苦手となって，不登校になり，そこで初めて発達の遅れに気づかれるのです．

事例3 5歳2か月の男児．5歳児健診の「健やか子育てガイド」の問診票で，保護者が「いらいらする」と「どなってしまう」にチェックがあった事例

既往 妊娠中には特に異常なし．在胎40週，3,485gで出生．第1子．3歳児健診で医師から少し落ち着きがないことを指摘されたが，特に何を指示されたわけでもなかったので，放置していた．

身体 健診時の理学的所見では特に所見はなかった．

運動 始歩までの発達に遅れはなかったが，歩き始めると落ち着きなく動き回り，しばしば転ぶ，ものにぶつかるなど，危険な状況が認められていた．

精神 3歳児健診では4色の色が呼称でき，大小や長短などの弁別も可能であった．5歳児健診ではジャンケンやしりとりができており，真似て四角を書くこともできていた．

言語 5歳児健診では日常会話ができており，言語発達に問題はなかった．

社会 保育所では，友だちとの遊びを好み，活発に遊ぶが，思いつくと周囲の子どもたちのことを考えずに行動するため，おもちゃの取り合いやごっこ遊びでの勝ちを譲らず，トラブルになることがあった．トラブルが起きると相手の悪口を言ったり，時には押したり叩くなどの行動がみられるため，保育士が仲裁に入る必要があった．

　家庭内でも弟とよくおもちゃやおやつの取り合いでけんかになることがあった．保護者が叱ると泣きわめいたり，ふてくされたりするため，さらに保護者がいらいらしてどなるという展開になっていた．

対応 「健やか子育てガイド」の問診票で，粗暴な行動があるにチェックがあった．また，保護者のいらいらやどなってしまう，育児支援希求の項目にもチェックがみられた．医師の診察でも落ち着きのなさや衝動性があると指

摘されたため，心理士による発達相談を案内した．保護者は育てにくさを感じていると言い，発達相談を何度か受けた．その後，医療機関を受診するとともに，児童発達支援センターでの療育に通うようになった．

解説

「健やか子育てガイド」の問診票で，保護者がいらいらするや子どもをどなることがある，あるいは育児支援希求があるにチェックがしてあった場合は，必ず健診後カンファレンスで情報を多職種で共有して，保護者と子どもの関係性を評価するべきでしょう．

落ち着きがなく，粗暴な言動がある幼児の保護者では，いらいらしたり，子どもをどなってしまうことが多いようです．5歳児健診の「健やか子育てガイド」の問診票の結果でも，関連があることが示されています．

健診では子どもの社会性や行動の評価に加えて，子どもの行動に反応して生じる保護者のメンタルヘルスにも着目して，子育てを支援することが大切です．

文献
1) 柏木惠子：幼児期における「自己」の発達―行動の自己制御機能を中心に―．東京大学出版会，1988.

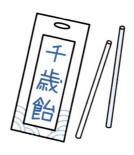

資料

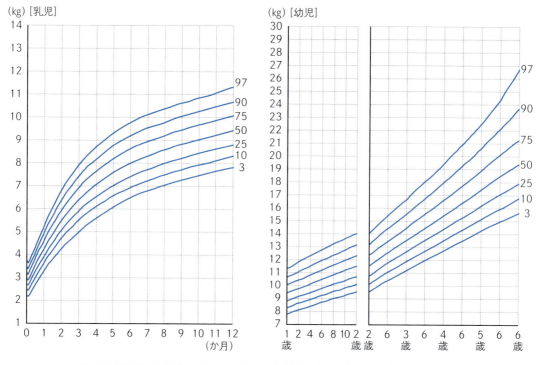

乳幼児（男子）体重発育パーセンタイル曲線（平成12年乳幼児身体発育調査）

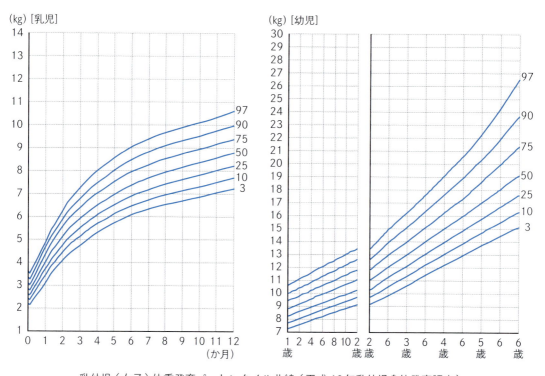

乳幼児（女子）体重発育パーセンタイル曲線（平成12年乳幼児身体発育調査）

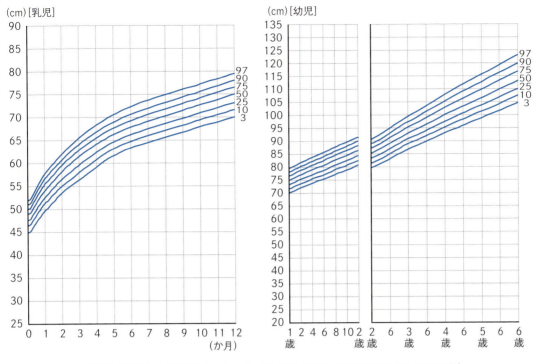

乳幼児（男子）身長発育パーセンタイル曲線（平成12年乳幼児身体発育調査）

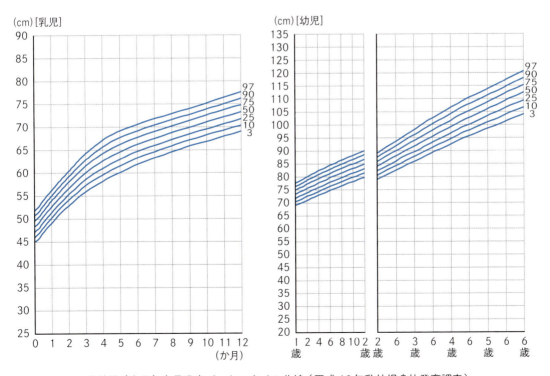

乳幼児（女子）身長発育パーセンタイル曲線（平成12年乳幼児身体発育調査）

（身長70〜118cmのデータを基に2次曲線で近似した成績を採用）

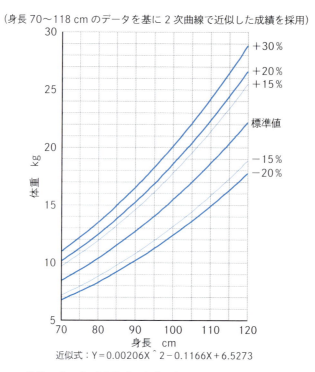

近似式：Y＝0.00206X^2−0.1166X＋6.5273

幼児の身長体重曲線（男）（平成12年乳幼児身体発育調査）

（身長70〜118cmのデータを基に2次曲線で近似した成績を採用）

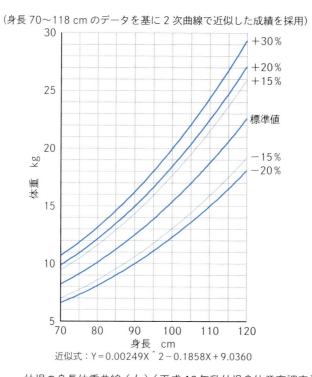

近似式：Y＝0.00249X^2−0.1858X＋9.0360

幼児の身長体重曲線（女）（平成12年乳幼児身体発育調査）

資料

索　引

乳幼児健診の必須アイテム!
からだ・こころ・くらしを見守る

すこやか子育てガイド

発　行　2025 年 5 月 1 日　第 1 版第 1 刷Ⓒ

編　集　小枝達也，阪下和美

発行者　青山　智

発行所　株式会社 三輪書店
　　　　〒113-0033　東京都文京区本郷 6-17-9　本郷綱ビル
　　　　TEL 03-3816-7796　FAX 03-3816-7756
　　　　https://www.miwapubl.com

表紙デザイン　岐部友祐（ジェイアイプラス）

本文デザイン　株式会社金木犀舎

イラスト　松永えりか（フェニックス）

制作協力　牧野結月

印刷所　株式会社新協

ISBN　978-4-89590-849-8　C3047